reinhardt

Gabriele Eßing

Chronisch krank und trotzdem glücklich

Ernst Reinhardt Verlag München

Gabriele Eßing, Studium der Germanistik, Politologie, Psychologie, Diplom-Psychologin und Psychologische Psychotherapeutin mit Ausbildungen in Verhaltenstherapie, Gesprächspsychotherapie und Traumatherapie, ist in Berlin in eigener Praxis mit schulenübergreifendem integrativem Konzept tätig.

Bibliografische Information der Deutschen Nationalbibliothek

Die Deutsche Nationalbibliothek verzeichnet diese Publikation in der Deutschen Nationalbibliografie; detaillierte bibliografische Daten sind im Internet über <http://dnb.d-nb.de> abrufbar.
ISBN 978-3-497-03349-2 (Print)
ISBN 978-3-497-62074-6 (PDF-E-Book)
ISBN 978-3-497-62075-3 (EPUB)

Printed in EU
Covermotiv: © iStock.com/momnoi
Satz: Sabine Ufer

Ernst Reinhardt GmbH & Co KG, Kemnatenstr. 46, D-80639 München
Net: www.reinhardt-verlag.de E-Mail: info@reinhardt-verlag.de

Inhalt

Einleitung

„Der Mensch kann leiden, ohne krank zu sein; und er kann krank sein, ohne zu leiden" (Viktor Frankl, 2021, S. 57).

Sie sind krank. Ihr Körper macht Probleme. Sie müssen mit Beschwerden, Schmerzen oder Behinderungen leben. Oder Ihre Stimmung ist ständig im Keller. Sie kämpfen mit Ängsten, Depressionen oder Selbstzweifeln. Und kein Ende in Sicht. Glauben Sie nicht, dass Sie einer Minderheit angehören. Nach einem Bericht des Robert Koch Instituts vom 1.9.2025 haben 53,7 % der Erwachsenen in Deutschland eine chronische Erkrankung (Chronische Erkrankungen RKI, 2025). Häufige chronische Krankheiten sind Herz-Kreislauf-Erkrankungen, Lungenkrankheiten, Krebs, Multiple Sklerose, Rheuma, Rücken- und Kopfschmerzen, Diabetes, Neurodermitis, Magen-Darm-Krankheiten, auch seelische Störungen wie Depressionen und Angststörungen.

Vielleicht kommt Ihnen der Titel des Buches auch unsinnig vor. Warum sollten Sie sich darüber Gedanken machen, wie Sie trotz Ihrer Krankheit glücklich sein können? Müssten nicht Medizin und Psychotherapie alles daransetzen, Krankheiten zu heilen? Sicherlich. Das tun sie ja auch. Nur ist es nicht immer möglich. Krankheiten lassen sich nicht mit Sicherheit verhindern und auch nicht immer erfolgreich behandeln. Krankheiten gehören zum Leben dazu. Auch wenn es uns schwerfällt, das zu akzeptieren. Es gibt Phasen im Leben, wo wir uns völlig gesund fühlen. Und dann gibt es wieder Phasen, wo seelische oder körperliche Probleme uns peinigen. Gesundheit und Krankheit können sich abwechseln. Krankheiten können wieder verschwinden oder chronisch verlaufen. Oft müssen wir uns damit abfinden, dass sie bleiben. Was dann? Zum Unglück verdammt sind wir deshalb nicht. Wir haben es selbst in der Hand, trotzdem ein zufriedenes Leben zu führen. Ich bin sicher, dass das möglich ist. Unsere Seele und unser Geist sind dazu in der Lage.

Ich bin Psychotherapeutin. In meine Praxis kommen Menschen mit seelischen Problemen. Aber nicht nur. Manchmal werde ich auch bei körperlichen Krankheiten um Rat gefragt. Oft sind diese sogar allein der Grund, sich bei mir Hilfe zu holen. Etwa bei chronischen Schmerzen oder belastenden Erkrankungen wie Diabetes, Magen-Darm-Erkrankungen oder Herzproblemen. Menschen mit seelischen Problemen hoffen, von ihren Krankheiten geheilt zu werden. Bei körperlichen Erkrankungen ist der Wunsch groß, Hilfen an die Hand zu bekommen, um besser mit den krankheitsbedingten Einschränkungen umgehen zu können. „Was kann ich selbst tun?", ist dann die Frage. Aber auch bei körperlichen Problemen ist die Hoffnung groß, die Krankheit möge verschwinden oder zumindest einen leichteren Verlauf nehmen. Und auch das ist manchmal möglich.

Wie stark der Krankheitsverlauf von uns selbst abhängig ist, zeigen die Geschichten von Maja und Bettina. Urteilen Sie selbst.

Maja und Bettina haben seit Jahren Kopfschmerzen. Während Maja sehr darunter leidet, gelingt es Bettina, trotz allem ein gutes Leben zu führen.

Beide Frauen sind Mitte 40. Ihre Lebensumstände sind ähnlich. Maja arbeitet als Sachbearbeiterin in einer Behörde, Bettina als Übersetzerin in einem privaten Institut. Beide sind verheiratet und haben ein Kind. Majas Tochter ist 8 Jahre, Bettinas Sohn 10 Jahre alt.

BEISPIEL

Maja erzählt: Meine Kopfschmerzen plagen mich fast jeden Tag. Kein Arzt kann mir sagen, warum das so ist. „Sie sind zu angespannt", höre ich immer wieder. Als ob ich damit etwas anfangen könnte. Besonders schlimm ist, dass nichts wirklich dagegen hilft. Auch Medikamente bringen nur kurz Entlastung. Wenn ich mich hinlege und mich ausruhe, geht es mir zwar meistens etwas besser. Aber darauf verlassen kann ich mich nicht. Das ist das Schlimme, dass es keine Gewissheit gibt. Und ich kann mich ja auch nicht immer ausruhen, schließlich muss ich arbeiten. Weil es mir oft nicht gut geht, mache ich meistens „Dienst nach Vorschrift". Oder ich melde mich krank. Meine Ärztin hat mir zwar gesagt, ich soll mich nicht auf die Schmerzen konzentrieren, also mich auch möglichst nicht krankmelden. Weil das die Schmerzen

BEISPIEL

verstärken würde, wenn sie so in den Mittelpunkt des Lebens geraten. Aber die hat gut reden. Die hat ja keine Kopfschmerzen. Oft frage ich mich, womit ich das verdient habe, so krank zu sein. Was habe ich bloß getan? Warum werde ich so bestraft? Meine Tochter und mein Mann leiden auch unter meinen Schmerzen. Ich kann mich auf sie oft nicht wirklich konzentrieren. Das tut mir besonders für meine Tochter leid. Aber ich kann halt nicht anders. Am besten wäre es, wenn ich mich berenten lassen könnte. Dann würde mir wenigstens die Arbeitslast genommen und ich könnte mich mehr ausruhen.

Bettina erzählt: Ich habe oft Kopfschmerzen. Aber Gott sei Dank sind sie nicht gefährlich. Also eine lebensbedrohliche Krankheit steckt nicht dahinter. Meine Ärztin sagt, meine Muskulatur ist zu angespannt, daher kommt der Schmerz. Sie hat mir Übungen gezeigt, wie ich die Muskulatur lockern kann und wie es mir besser gelingt, zu entspannen. Die Übungen mache ich regelmäßig, und sie helfen auch. Wenn ich dabei bin und auch im Anschluss daran, ist der Schmerz weg, meistens jedenfalls. Das macht mir Mut. Ich hoffe und bin mir fast sicher, dass er eines Tages ganz verschwindet. Ich will ja unbedingt für meinen kleinen Sohn da sein. Ich unternehme viel mit ihm und lasse mich auch von den Kopfschmerzen nicht davon abhalten. Was wäre ich denn sonst für eine Mutter! Ich liebe meinen Sohn und auch mir tut es gut, mit ihm zusammen zu sein. Ich habe auch einen liebevollen Mann, der mich versteht und für den ich auch da sein will. Wenn wir miteinander reden oder zusammen etwas unternehmen, geht es mir meistens schon etwas besser. Hatte ich vorher Kopfschmerzen, dann sind sie oft weg. Ich bin dankbar für meine Familie. Ich will nicht, dass meine Kopfschmerzen mein Leben ruinieren.

Maja hat sich später berenten lassen. Sie beklagt trotzdem weiter ihr Schicksal, das ihr immer noch Kopfschmerzen beschert. Während Bettinas Kopfschmerzen immer mehr verschwinden, sie treten nur noch selten auf. Bettina fühlt sich insgesamt gut.

Die Erzählungen von Maja und Bettina zeigen, dass die Art und Weise, wie wir mit unseren Krankheiten umgehen, Auswirkungen auf unser Wohlergehen hat. Maja lässt ihr Leben vom Schmerz bestimmen. Sie tritt den Rückzug an und beklagt ihr Schicksal. Bettina versucht selbst, ihr Schicksal in die Hand zu nehmen. Sie macht Übungen zur Lockerung der Muskulatur und sie versucht sich zu entspannen. Am wichtigsten ist, dass sie sich auf das Schöne in ihrem Leben konzentriert, auf ihre Familie, die ihr sehr am Herzen liegt. Sie lässt ihr Leben nicht von der Krankheit bestimmen. Die Vorstellung, dass es ihr in naher Zukunft besser gehen könnte, erfüllt sie mit Hoffnung. Während Majas Leben weiterhin trostlos verläuft, führt Bettina ein zufriedenes Leben.

Beide Frauen leiden unter ähnlichen körperlichen Problemen. Aber nur bei einer von ihnen lässt die Intensität der Schmerzen nach. Wie lässt sich das erklären? Forschende haben herausgefunden, dass sich Schmerzen verstärken, wenn wir uns ständig mit ihnen beschäftigen. Dann kommt es im Gehirn zu einer veränderten Hirnaktivität, wodurch die Schmerzen intensiver wahrgenommen werden (Flor et al., 2021). Gute Gefühle wie Hoffnung und Zufriedenheit hingegen dämpfen die Schmerzwahrnehmung.

Und noch etwas erklärt, warum gute Gefühle die Schmerzen reduzieren. Wenn wir der Überzeugung sind, wieder gesund zu werden, produziert der Körper sein eigenes Schmerzmittel, das die Schmerzwahrnehmung senkt. Mithilfe guter Gedanken erzeugt der Körper sein eigenes Heilmittel (Levine et al., 1978).

Die Konzentration auf Schönes, weg von den Schmerzen, und positive, hoffnungsvolle Gedanken sind also Heilmittel, mit denen Schmerzen beseitigt werden können.

Nun können Sie natürlich sagen, bei Kopfschmerzen mag das schon sein, da in diesem Fall nichts ernsthaft Organisches vorliegt. Aber wie sieht es denn mit schweren, vielleicht sogar lebensgefährlichen Krankheiten aus? Oder Krankheiten, die mit Behinderungen einhergehen? Wenn der Körper nur noch eingeschränkt funktioniert?

Ich möchte Ihnen wieder zwei Geschichten von Menschen vorstellen, die unter der gleichen schweren Krankheit leiden. Diesmal stammen sie nicht aus meiner Praxis. Sie finden sich in dem Roman

„Nemesis" von Philip Roth. Roth erzählt, wie im Jahr 1944, also zu einer Zeit, in der es noch keine Impfung gab, bei zwei Männern Kinderlähmung ausbricht, die mit schweren Behinderungen einhergeht. Zuerst die Geschichte von Bucky:

BEISPIEL

Der 23-jährige Sportlehrer Bucky betreut eine Gruppe von Jungen in den Ferien. Bucky ist ein pflichtbewusster junger Mann, der sich liebevoll um seine Schüler kümmert. Er trainiert selbst sehr viel, und die sportliche Betätigung mit seinen Schützlingen macht ihm Spaß. Seine Zukunftspläne sind vielversprechend. Er hat eine Verlobte, in die er sehr verliebt ist und die seine Liebe erwidert. Die Hochzeit ist bereits geplant. Da kommt es zum Ausbruch der Polioepidemie. Eine Impfung gibt es noch nicht, auch keine wirkungsvolle Behandlung der Krankheit. Nach und nach erkranken immer mehr seiner Schüler. Einige sterben. Schließlich erkrankt auch Bucky. Er überlebt schwerbehindert. Fortan kann er sich nur noch mit geschienten Beinen, einer Krücke und einem Stock fortbewegen. Zudem ist sein linker Arm verkümmert, und er kann seine linke Hand nicht mehr gebrauchen. Verbittert zieht er sich aus dem Leben zurück. Gegen den heftigen Widerstand seiner Verlobten löst er die Verbindung. Als „Krüppel", wie er sich selbst bezeichnet, mag er sich keiner Frau mehr zumuten. Seinen Lebensunterhalt verdient er von nun an mit Gelegenheitsarbeiten. Er hat einen unbändigen Zorn in sich auf das ungerechte Leben.

Nun die Geschichte von Arnie:

BEISPIEL

Arnie ist einer der Schüler, die von Bucky betreut werden. Auch er erkrankt an Kinderlähmung. Wie Bucky überlebt er die Krankheit nur schwerbehindert. Auch er kann sich nur noch mit geschienten Beinen, einer Krücke und einem Stock fortbewegen. Keine Frage, die Krankheit hat ihn schwer gezeichnet. Zuerst ist er sehr verzweifelt. Hilflos muss er zusehen, wie seine Altersgenossen ihr Leben genießen. Wie sie Sport treiben und Verabredungen mit Mädchen treffen, während er als bemitleidenswerter Außenseiter am Rande steht. Irgendwann beschließt er aber, nicht länger mit seinem Schicksal zu hadern. Er sagt sich, dass er einfach Pech gehabt hat. Einige Jahre später wäre er durch eine Impfung gerettet worden. Es hat nicht sollen sein. Aber die erlebte Tragödie will er nicht auf sein gesamtes weiteres Leben ausweiten. Er studiert Architektur und gründet zusammen mit einem befreundeten Ingenieur eine Firma, die sich auf den behindertengerechten Umbau von Wohnungen und Häusern spezialisiert. Die beiden haben damit Erfolg. Die Firma floriert. Arnie findet auch eine liebevolle Frau. Sie heiraten und bekommen zwei Kinder. Natürlich kann er nicht mit seinen Kindern herumtollen wie andere Väter. Das ist schade. Es hindert ihn aber nicht daran, sein Leben mit der Familie als großes Glück zu erleben.

Bucky ist voller Verbitterung. Er hat sich aufgegeben. Die Krankheit und seine Behinderung bestimmen sein Leben. Er sperrt sich gegen die Liebe, die ihm von seiner Freundin entgegengebracht wird. Zwar leidet er unter dem Verlust, glaubt aber, als „Krüppel“, wie er sich selbst sieht, kein Recht darauf zu haben. Auch beruflich gibt er sich auf. Das zum Leben notwendige Geld verdient er mit Gelegenheitsarbeiten.

Arnies Leben verläuft gänzlich anders. Er wendet sich trotz seines schlimmen Schicksalsschlags dem Leben zu. Er konzentriert sich nicht auf seine Krankheit, auf das, was er wegen seiner Behinderung nicht mehr kann. Sondern prüft, was sonst alles noch geht. Er beginnt zu studieren. Schließlich sind seine geistigen Fähigkeiten von der Krankheit nicht betroffen. Die Erfahrungen mit der Behinderung nutzt er beruflich, indem er sich mit behindertengerechtem Bauen beschäftigt. Wer wäre wohl besser dazu geeignet als er! Und er lehnt die Liebe einer Frau nicht ab, die mit ihm eine Familie gründen will, trotz seiner Behinderung. Er genießt das Leben mit seinen Kindern. Wenn er auch körperlich nicht aktiv sein kann, so kann er doch Zuneigung und Liebe schenken.

Sie sehen: Selbst bei schweren Krankheiten und Behinderungen spielt die Art und Weise, wie wir damit umgehen, eine wichtige

Rolle. Die gesundheitlichen Einschränkungen sind es nicht allein, die unser Leben bestimmen. Selbst mit körperlichen Einschränkungen können wir ein befriedigendes Leben führen. Indem wir uns auf das konzentrieren, was wir trotz der Krankheit alles noch können. Wenn wir uns nicht auf die Krankheit mit ihren Einschränkungen beschränken, sondern die Möglichkeiten ins Auge fassen, die das Leben uns sonst noch bietet.

Wie lässt sich erklären, dass unsere Einstellungen so große Auswirkungen auf unser Wohlbefinden haben? Die Kapazität unserer Aufmerksamkeit ist begrenzt. Stellen Sie sich Ihr Gehirn als Scheinwerfer vor. Einzelne Bereiche Ihres Lebens werden voll beleuchtet, andere liegen im Schatten. Konzentrieren Sie sich auf Ihre Krankheiten und Einschränkungen, dann geraten diese in das helle Licht des Scheinwerfers und gewinnen so immer mehr an Bedeutung. Stellen Sie aber alles, was Sie befriedigt, was Sie beglückt, in den Mittelpunkt, dann liegen Krankheiten und Einschränkungen im Schatten. Im Mittelpunkt stehen dann Zufriedenheit und Glück.

Aber wie kann das gelingen? Wie können wir mit einer Erkrankung, vielleicht sogar mit einer Behinderung, uns vorrangig auf das Positive in unserem Leben stützen?

Ob für ein gutes Leben gekämpft wird, das hat viel mit unserem Denken und unseren Einstellungen zu tun. Wir haben ja nicht nur einen Körper und eine Seele, sondern auch einen Geist. Der Geist beinhaltet das, was wir denken und glauben. Er umfasst unsere Einstellungen, unsere Selbsteinschätzung, unsere Sicht auf die Welt. Er ist unsere innere Zentrale, die uns den Weg weisen kann. Insbesondere wenn die Not groß ist, hilft es, wenn wir auf Werte und Vorstellungen zurückgreifen können. Und Krankheiten sind Notsituationen. Sie stellen einschneidende Lebenskrisen dar. Viktor Frankl, der Begründer der Existenzanalyse, spricht von der „Trotzmacht des Geistes" (Frankl, 2015, S. 138 ff). Mit der „Trotzmacht des Geistes" ist die Willenskraft gemeint, die uns hilft, das zu tun, was wir für richtig halten. So können wir einen Weg finden, mit Krankheiten so umzugehen, dass sie uns nicht an einem zufriedenen Leben hindern.

Wie wir wissen, können wir Krankheiten nicht immer vermeiden; sie können auch nicht immer geheilt werden. Hilflos ausgeliefert sind wir ihnen aber trotzdem nicht. Wir können unseren Geist und unsere Seele einsetzen, um trotz der Erkrankung ein gutes Leben zu führen.

Für den Medizinethiker Giovanni Maio besteht Gesundheit nicht allein darin, frei zu sein von körperlichen und seelischen Einschränkungen. Für ihn kommt es vielmehr darauf an, wie wir mit Einschränkungen umgehen. Er schreibt:

> *„Gesund ist nicht, wer keine Beeinträchtigung hat, sondern wer einen kreativen Umgang mit seiner eigenen Begrenztheit und seiner grundsätzlichen Versehrbarkeit gefunden hat. Gesund wäre also jemand, der sich – auch wenn nicht alles gleichermaßen funktioniert – nicht ausschließlich durch seine Krankheit bestimmt und sich nicht als ausgeliefert betrachtet" (Maio, 2014, S. 119f.).*
> *„So kann jeder Mensch heil werden, ohne gesund werden zu müssen. […] je nachdem, wie er sie [die Krankheit] in sein Leben integriert […] Es geht darum […], dass unser Glück in Wirklichkeit bei uns liegt, aber eben nicht in unserer Hand, sondern in unserer inneren Einstellung" (Maio, 2014, S. 207).*

Es kommt also auf uns selbst an, wie wir die Krankheit in unser Leben integrieren. Während wir nicht immer bestimmen können, ob wir wieder vollständig gesund werden, haben wir dennoch großen Einfluss auf unser Lebensglück.

Viele Menschen können das. Sie können der Krankheit etwas entgegensetzen. Es gelingt aber nicht allen. Manche reagieren mit Lethargie und finden sich mit der Situation ab. Manchmal höre ich: „Ich kann nichts tun, die Willenskraft bringe ich nicht auf. So bin ich nun mal."

Die Freiheit, sich zu entscheiden, ob Sie sich der Krankheit widersetzen oder ob Sie Ihre Beschwerden für Schicksal halten, gegen das Sie nicht die Kraft aufbringen, etwas zu tun, liegt allein bei Ihnen. Diese Entscheidung kann Ihnen niemand abnehmen. Nur bitte seien Sie sich Ihrer Verantwortung bewusst, wenn Sie sich für Nichtstun entscheiden. Viktor Frankl (2015, S. 141) schreibt: „Wer von vornherein sein Schicksal für besiegelt hält, wird außerstande sein, es zu besiegen." Und er erzählt, was er gemeinhin zu jemandem sagt, der meint, er sei zu willensschwach, um einen neuen Weg einzuschlagen.

„Schön, ich gebe zu, Sie haben nun einmal diese oder jene Eigenart [Willensschwäche]; aber muss man sich denn von sich selbst auch alles gefallen lassen?“ (Frankl, 2015, S. 142)

Manchmal können Krankheiten aber sogar ein Anstoß sein, genau darüber nachzudenken, wie wir weiterleben wollen. Der Ausbruch einer Erkrankung kann uns dazu bringen, endlich das Leben zu führen, das uns entspricht. Ich meine damit, dass wir uns trauen, unsere Vorstellungen und Wünsche nach einem authentischen Leben umzusetzen. Verändert sich unser Leben, besteht vielleicht sogar die Gefahr, dass es bald zu Ende sein könnte, dann kann das ein Weckruf sein.

In meiner Praxis habe ich das wiederholt erlebt. Im ersten Kapitel beschäftige ich mich daher damit, wie Krankheiten als Wegweiser genutzt werden, um einen positiven Lebenswandel hervorzurufen.

Im zweiten Kapitel, dem Kernkapitel des Buches, schlage ich Ihnen Wege vor, die Ihnen dabei helfen können, Ihren Krankheiten und Beschwerden Widerstand entgegenzusetzen. Die von mir aufgezeigten Wege stärken Ihre Fähigkeiten, sich ein gutes Leben aufzubauen.

Nicht jeder Weg, den ich nenne, wird Ihnen geeignet erscheinen, Ihre Probleme zu lösen. Was Ihnen hilft, wissen nur Sie allein. Suchen Sie sich aus dem, was ich Ihnen anbiete, das aus, was am besten zu Ihnen passt. Je mehr der vorgeschlagenen Wege Sie gehen, desto besser. Die Stärke Ihres Widerstands nimmt zu mit der Menge an Möglichkeiten, die Sie auswählen.

Das dritte Kapitel beschäftigt sich mit der besonderen Situation junger Menschen, die mit einer chronischen Krankheit leben müssen. In einem Lebensalter, in dem es darum geht, selbstständig zu werden, einen Beruf und einen Partner oder eine Partnerin zu finden, stellt die Bewältigung einer Krankheit eine zusätzliche Herausforderung dar.

Im vierten Kapitel geht es um Spontanheilungen. Mit Spontanheilungen ist gemeint, dass eine Krankheit von ganz allein wieder verschwindet. Ohne medizinische oder psychotherapeutische Hilfe. Das kommt vor, selbst bei schweren Krankheiten wie Krebs. Auch wenn Spontanheilungen sehr selten sind, es gibt sie nachweislich. Spontanheilungen zeigen, dass wir selbst mit unseren Gedanken und Gefühlen in der Lage sind, Heilungsprozesse in Gang zu setzen.

Das fünfte Kapitel beinhaltet praktische Ratschläge. Es ist eine konkrete Anleitung, was Sie tun können, um trotz Ihrer Krankheit ein gutes Leben zu führen.

Am Ende jedes Abschnitts bitte ich Sie, über das Gelesene nachzudenken und sich zu fragen, ob Sie damit etwas anfangen können. Abschließend biete ich Ihnen jeweils eine Übung an, die Ihnen helfen kann, den von mir vorgeschlagenen Weg umzusetzen.

Um meine Gedanken zu illustrieren, stütze ich mich auf die Geschichten, die mir meine Patient:innen erzählt haben. Ich habe das Erzählte durch Veränderung der Namen, der Symptome und konkreten Begebenheiten der Personen so verändert, dass keine Rückschlüsse auf ihre Identität mehr möglich sind. Darüber hinaus beziehe ich mich auf Romane und Erzählungen. Ich denke, dass wir aus den Geschichten, die uns Schriftsteller:innen hinterlassen haben, viel über die menschliche Seele, über die Verarbeitung von Krankheiten und Beschwerden lernen können. Seelisches und körperliches Leid wird mit beeindruckender Präzision auch in der Belletristik beschrieben. Auch hier finden sich die Schilderungen innerer Dramen neben anschaulichen Erzählungen, wie trotz akuter Beschwerden das Glück möglicherweise doch noch gefunden wird.

Es sind also nicht nur die Fallgeschichten aus der psychotherapeutischen Praxis, die meines Erachtens in der Lage sind, Hinweise zu geben, wie wir mit Krankheiten gut leben können. Auch in den Werken von Schriftsteller:innen können seelisch-körperliche Probleme praxisnah erzählt, und Wege, sich selbst zu helfen, angeboten werden. Der bekannte Psychiater Klaus Dörner soll seinen Kolleg:innen geraten haben, Romane zu lesen, um Patient:innen besser verstehen zu können (nach Eichenbrenner, 2023). Und die Ärztin Felizitas Leitner bietet ihren Patient:innen Gedichte an, um wieder gesund zu werden oder – oder wenn das nicht möglich ist – trotz der Erkrankung ein gutes Leben zu führen (Leitner, 2016). In meiner Praxis schlage ich Patient:innen manchmal die Lektüre eines Romans oder einer Erzählung vor. Die Texte können ein Anstoß sein, über das eigene Leid zu reflektieren (Eßing, 2025).

Überhaupt hat das Erzählen in der Psychologie Tradition. Sigmund Freud konnte wunderbar erzählen. Seine Fallgeschichten lesen sich wie gelungene Berichte aus der Werkstatt eines Schriftstellers. Freud wird der Satz zugeschrieben: “*Everywhere I go, I find a poet has been there before me.*” („Wohin ich auch gehe, ist vor mir schon ein Dichter gewesen.“ Zitiert nach Nin, 1976, S. 14) Dem stimme ich aus vollem Herzen zu.

1 Krankheit als Möglichkeit für Veränderungen im Leben

Der Ausbruch einer Krankheit ist ein Schock. Insbesondere dann, wenn es sich um eine schwere, möglicherweise nur schwer zu behandelnde Erkrankung handelt. Aber auch chronische, nicht lebensbedrohliche Krankheiten, etwa eine Arthrose, eine chronische Blasenentzündung oder eine Schmerzkrankheit, sind eine schwere Belastung. Wie können damit Chancen für Veränderungen im Leben einhergehen?

Jede Krankheit führt dazu, dass wir erst einmal innehalten. Zumindest nach dem ersten Schock bietet sich uns die Möglichkeit, über unser Leben nachzudenken. Was ist uns wichtig, wie wollen wir weiterleben? Was wollen wir in Zukunft vertiefen, was keineswegs versäumen? Trauen wir uns jetzt vielleicht Entscheidungen zu, die wir uns bisher nicht getraut haben? Entscheidungen, die unser Leben lebenswerter machen, als es zuvor war?

Es geht mir nicht darum, Ihnen weismachen zu wollen, dass Sie bisher falsch gelebt haben, dass Ihre Krankheit Folge eines verfehlten Lebens ist. Ihre Krankheit ist keine Strafe für nicht bewältigte Lebensprobleme. Sie vermittelt Ihnen nicht die Botschaft, was Sie anders machen müssen, damit Sie wieder völlig gesund werden können. Sie sind nicht schuld, wenn Sie krank werden. Ihre Krankheit kann Ihnen aber vielleicht den Weg in ein besseres, gesünderes Leben aufzeigen. Wenn Sie aus dem normalen Alltag herausgerissen werden, besteht die Chance, neu zu denken, wie Sie weiterleben wollen.

1.1 Krankheit als Weckruf, authentisch zu leben

„Versuchen Sie, zu einem Kern in Ihrem Inneren in Kontakt zu treten, der in jeder Hinsicht unermesslich reich ist“ (Jon Kabat-Zinn, 2013, S. 66).

Es ist das Jahr 1917. Franz Kafka, ein bis dahin nur wenigen Eingeweihten bekannter Schriftsteller, erkrankt lebensgefährlich an Tuberkulose. Die Krankheit ist der Auslöser dafür, dass er sein Leben grundlegend verändert.

BEISPIEL

Am 11. August des Jahres 1917 um vier Uhr morgens hat der 34-jährige Franz Kafka einen schlimmen Bluthusten. In der darauffolgenden Nacht wiederholt sich das Ganze. Wie sich kurz darauf herausstellt, hat er Tuberkulose. Wirksame Medikamente gegen die Krankheit gibt es zu dieser Zeit noch nicht. Sie gilt als unheilbar. Er muss mit dem Schlimmsten rechnen – zu sterben oder lebensunfähig zu werden. Kafka ist in Alarmbereitschaft. Wenn ihm nicht mehr viel Lebenszeit bleibt, dann darf er sich nicht weiter in seinem Leben verzetteln mit Dingen, die ihm nicht liegen. Ehe, Familie, Beruf, das alles bedeutet ihm nichts. Seine Familie hasst er; sie zu verlassen war er bisher aber nicht in der Lage. Die Ehe scheint nichts für ihn zu sein. Mehrere Versuche, sich zu binden, scheiterten. In seinem Beruf als Jurist in der Arbeiter-Unfallversicherung wird er zwar geachtet, seine Arbeit interessiert ihn aber nicht. Nun will er einen Neuanfang starten. Nur das, was wirklich wichtig ist, soll von nun an im Mittelpunkt stehen. Das ist die Literatur, das Schreiben. Das ist ihm ein existenzielles Bedürfnis. Nur wenn er schreibt, ist er ganz bei sich. Nur dann fühlt er sich lebendig. Er schreibt: „Ich habe kein literarisches Interesse, sondern bestehe aus Literatur, ich bin nichts anderes und kann nichts anderes sein“ (zitiert nach Safranski, 2024, S. 9).

Kafka beantragt bei seinem Arbeitgeber einen Genesungsurlaub, der ihm auch bewilligt wird. Er zieht zu seiner Schwester aufs Land, die dort ein landwirtschaftliches Unternehmen betreibt. Er will sich auf das Schreiben konzentrieren. Seine Verlobung löst er auf. Nun hat er Zeit und Muße, sich auf das zu konzentrieren, was ihm das Wichtigste im Leben ist.

Das authentische Leben hilft ihm auch, seinen Alltag besser zu bewältigen. Er gewinnt durch das Schreiben Lebenskraft und den Mut, sich im Umgang mit Fremden zu behaupten, auch um Frauen zu werben.

Kafka hat auch vor dem Ausbruch der Krankheit nicht daran gezweifelt, Schriftsteller zu sein. Aber erst die Krankheit bewirkt, dass er sein Leben ändert. Sie ist der Auslöser, um den bürgerlichen Erwartungen mit Ehe und Arbeit den Rücken zu kehren. Sie führt dazu, dass er jetzt ein authentisches Leben als Schriftsteller führt.

Sie können sich vorstellen, dass die Krankheit ein Schock für ihn ist und Auswirkungen auf sein gesamtes weiteres Leben hat. Damit steht er nicht allein. Liest man Berichte von Menschen, die vom Ausbruch einer schweren Krankheit handeln, dann finden sich dort immer wieder Hinweise darauf, dass damit oft der Mut zu grundlegenden Lebensveränderungen einhergeht. Ruth Hampe berichtet von dem Arzt Nakagava, der auf einem internationalen onkologischen Kongress in Montreal 1982 seine Krankengeschichte erzählte. Nachdem bei ihm ein inoperables, fortgeschrittenes Magenkarzinom festgestellt wurde, beschloss er, seinen Beruf als Arzt aufzugeben und sich seinen Jugendtraum zu erfüllen und buddhistischer Mönch zu werden. Er fand darin nicht nur seine Lebenserfüllung; sein Tumor verschwand, ohne dass es dafür eine medizinische Erklärung gab (Hampe, 2013).

Der Psychoonkologe Elmar Reuter und seine Mitarbeitenden befragten Menschen, die eine schwere Krebserkrankung überlebt haben, ob ihre Erkrankung dazu geführt hat, ihrem Leben eine neue Richtung zu geben (Reuter et al., 2020). Für die meisten trifft das zu. Sie betonen, dass der Ausbruch der Krankheit der Anstoß dazu war, über ihr bisheriges Leben und über ihre Wünsche und Ziele für die Zukunft nachzudenken. Von nun an will ich authentisch leben. So lassen sich die Gedanken der Menschen auf den Punkt bringen. Was darunter zu verstehen ist, sieht natürlich bei jedem anders aus. Ein Betroffener erzählt, er habe in seinem bisherigen Leben nur nach äußerem, beruflichem Erfolg gestrebt und dabei sich selbst vergessen. Das will er jetzt ändern, indem er mehr in sich hineinhört. Ein anderer meint, seine Wünsche überhaupt erst finden zu müssen. Er macht sich auf die Suche. Eine weitere Betroffene kommt zu der Erkenntnis, sich bisher stets für die Bedürfnisse anderer Menschen, der Eltern, der Kinder, des Partners, aufgeopfert zu haben. Sie will sich nun mehr um sich selbst kümmern. Insgesamt werden die Möglichkeiten, sich zu verändern, sehr vielfältig beschrieben. So vielfältig, wie es die Menschen sind. Oft dient die Krankheit als Wegweiser, sich neuen Tätigkeiten zuzuwenden, in der Kunst, im Handwerk, in der Natur, auch den Beruf zu wechseln oder eine Ehe aufzulösen. Hier einige Beispiele aus den Gesprächen, die Reuter und seine Kolleg:innen führten (Reuter et al., 2020):

BEISPIEL

Der 39-jährige Alex ist an Leukämie erkrankt. Zusätzlich musste er wegen eines schweren Augenleidens noch eine Stammzellentransplantation über sich ergehen lassen. Alex sagt: „Wenn man in so eine schwierige Lebenssituation kommt, entsprechend lebensbedrohlich oder sogar krank ist, dass das nicht bedeutet, dass das alles schlechter wird, sondern dass das auch einen positiven Aspekt haben kann." (S. 38). „Die Krankheit hat ein Stopp gesetzt" (S. 30). „Da wurde auf einmal alles klarer. Ich wusste ganz genau, was ich will und was ich nicht will" (S. 32). „Früher […] hab ich versucht, es allen recht zu machen. […] Und heute regele ich das einfach so, wie ich wirklich denke, entscheide einfach so, wie ich es für richtig halte" (S. 32).
Die 68-jährige Magdalena hatte Eierstockkrebs und Brustkrebs. Sie antwortet auf die Frage, ob die Krankheit ihr Kraft gegeben hat: „Ja, natürlich, na klar. Das ist die Chance. […] Es steckt viel Leben hinter der Todesangst. Wenn jemand da durchgeht." „Dass es sich lohnt, sich mit sich zu beschäftigen bei allem und sich zu ergründen" (S. 52). „Was ich gelernt habe […] dass es sehr wichtig ist, so eine eigene Persönlichkeit zu entwickeln, auf eigenen Füßen zu stehen" (S. 51).

Und die 46-jährige Barbara, die an einem malignen Melanom erkrankte, sagt: „Also ich glaube, was ich ganz stark aus der Erkrankung mitgenommen habe, ist, dass ich bei mir bin [...] Und das wäre nie passiert oder nicht so in dem Masse, wenn ich nicht die Erkrankung gehabt hätte." „Nein sage ich zu den Sachen, bei denen ich merke, dass sie mir nicht guttun, hinter denen ich nicht von ganzem Herzen stehe und ich nicht der Überzeugung bin, dass es Sinn macht für mich." „Oder, wenn ich mich verbiegen müsste, oder eine gewisse Erwartungshaltung von außen an mich herangetragen wird, wo ich mich nicht sehe, sage ich auch ganz deutlich Nein" (S. 205).

Krankheiten sind offenbar in der Lage, einen neuen Blick auf das eigene Leben werfen zu können. Sie sind eine Zäsur. Oft stellen sich jetzt so wichtige Fragen wie: Was will ich wirklich in meinem Leben? Was ist wichtig für mich? Worauf kann ich keinesfalls verzichten? Wie verhalte ich mich von nun an anders im Alltag, gegenüber Freund:innen und Verwandten? Aber auch mir selbst gegenüber: Was tue ich für mich? Und was lehne ich ab? Die eigenen Vorstellungen und Wünsche rücken in den Mittelpunkt.

In meiner Praxis konnte ich einmal in beeindruckender Weise erleben, wie der Ausbruch einer schweren Krankheit als Auslöser zu einer unerwarteten Lebensveränderung führte.

BEISPIEL

Ruth ist bereits seit Längerem bei mir in Behandlung, bislang eher mit mäßigem Erfolg. Die 58-Jährige leidet seit Langem unter Ängsten und Depressionen. Von außen betrachtet sieht ihr Leben fast perfekt aus. Sie ist dank einer Erbschaft finanziell unabhängig. Ihre Arbeit als Violinistin in einem großen Orchester macht ihr Spaß. Zu ihren beiden erwachsenen Töchtern hat sie ein gutes Verhältnis. Nur ihre Ehe schildert sie als wenig befriedigend. Ihr Ehemann geht schon sehr lange seinen eigenen Weg. Sie vermutet, dass da auch eine Geliebte eine Rolle spielt. Aber sie meint, nicht allzu sehr darunter zu leiden. Sie liebe ihren Mann ja auch nicht mehr. Und eigentlich gebe es keinen Grund, die Ehe aufzulösen. Im Alltag kämen sie noch gut miteinander aus.

Nun passiert etwas Unerwartetes. Ruth hat einen Schlaganfall. Verständlicherweise ist das ein Schock. Sie wird medizinisch betreut, und glücklicherweise übersteht sie den Infarkt ohne bleibende Schäden. Ihre Gedanken kreisen ab jetzt aber ständig um das Erlebte. „Da hat der Tod an meine Tür geklopft“, sagt sie zu mir. Nun denkt sie darüber nach, was sie an ihrem Leben ändern will. „Wenn ich so weitermache wie bisher, werde ich einen zweiten Schlaganfall bekommen“, befürchtet sie. Sie will sich verändern, weiß aber nicht so recht wie. Soll sie sich doch von ihrem Mann trennen? Diese Möglichkeit erscheint ihr nun hilfreich. Und ihr Mann ist sogar bereit, ihr die gemeinsame Wohnung zu überlassen. Ohne Streit können sie also auseinandergehen. Gesagt, getan. Die Trennung geht rasch über die Bühne. Aber Ruths Angst, erneut einen Schlaganfall zu bekommen, ist immer noch da. Sie fühlt sich durch die Trennung zwar besser, aber ein wirklich gutes Gefühl will sich einfach nicht einstellen. Freunde raten ihr nun dringend, wieder ihre Arbeit im Orchester aufzunehmen, die sie wegen ihrer Krankheit unterbrochen hat. Sie hat bei diesem Gedanken aber ein ungutes Gefühl. Sie spielt sehr gern Violine. Sie hat auch in den Wochen gespielt, in denen sie nicht gearbeitet hat, ganz für sich allein, zu Hause. Und es hat ihr sehr viel Spaß gemacht. Langsam kommt sie zu der Erkenntnis, dass sie gar nicht mehr im Orchester spielen will. Ihr wird der Druck bewusst, den sie spürt, wenn sie in großen Häusern vor Publikum spielt. Das liegt ihr nicht. Sie sagt: „Dafür bin ich einfach nicht geschaffen, immer in der Öffentlichkeit zu stehen und mich ständig aufs Neue behaupten zu müssen.“ Sie beschließt, ihrem Bedürfnis zu folgen und Violine nur noch für sich allein zu spielen. Vielleicht noch im Rahmen von kleineren Veranstaltungen oder mit Freunden. Fast schlagartig verschwinden die schlechten Gefühle. Auch die Ängste und Depressionen treten nicht mehr auf. Die Krankheit hat ihr einen Weg gezeigt, ihre Bedürfnisse besser wahrzunehmen. Und so zu leben, wie es für sie richtig ist.

Das ist eine überraschende Erkenntnis. Es geht Ruth seit Jahren nicht gut. Ängste und traurige Gefühle belasten sie schon lange. Aber weder von mir noch von Ruth wurde bisher der Druck erkannt, den die Orchesterarbeit bei ihr auslöst. Erst der Schlaganfall und der Gedanke, nach einer längeren Auszeit die Arbeit wieder aufzunehmen, weckt die Erkenntnis, so wie bisher nicht weitermachen zu wollen. Verständlich ist das schon, dass Ruth bisher den Gedanken, ihre Arbeit im Orchester aufzugeben, nicht zugelassen hat. Sie spielt gern Violine. Und in einem großen Orchester angestellt zu sein, ist ein Privileg. Es ist eine prestigeträchtige Arbeit. Die einfach fallen zu lassen, ist lange Zeit undenkbar. Zumal das Eingeständnis, dem Druck nicht gewachsen zu sein, für Ruth mit Scham besetzt ist. Das darf einfach nicht sein. Sie möchte sich das nicht eingestehen, weil sie es als Schwäche wertet. Erst der Schlaganfall, der ihr zeigt, wie rasch das Leben beendet sein kann, führt zu der Akzeptanz des neuen Gedankens und ermöglicht eine berufliche Wende.

Jeder von uns kann sich vermutlich vorstellen, dass die Erfahrung des nahenden Todes uns völlig neu denken lässt. Unsere bisherigen Wünsche und Ziele, vielleicht beruflich voranzukommen oder mehr Geld zu verdienen, sind plötzlich nicht mehr wichtig. Wenn wir wissen, dass das Leben bald zu Ende sein kann, gibt es keinen Grund mehr, sich darauf zu konzentrieren, was gesellschaftlich angemessen oder wünschenswert ist. Was andere über uns denken, was wir eigentlich tun sollten für die Familie oder im Beruf, zählt nicht mehr. Die Todesgefahr schafft die Freiheit, das Leben neu zu denken. Es besteht verstärkt die Möglichkeit, sich darauf zu besinnen, wer man eigentlich ist und was einem wirklich am Herzen liegt.

In der Existenziellen Psychotherapie – wichtige Vertreter sind Viktor Frankl und Irvin Yalom – spielt der Tod eine wichtige Rolle. Als Begrenzung des Lebens hat er sogar eine positive Funktion. Gäbe es ihn nicht, so wird argumentiert, würden wir ja nie zum Umdenken oder zum Handeln gezwungen. Es bestünde nie die Notwendigkeit, im Hier und Jetzt Entscheidungen zu treffen. Ohne Begrenzung des Lebens hätten wir ja unendlich viel Zeit. Der Tod als Begrenzung nimmt eine wichtige Rolle ein (Frankl, 2021). Gerade lebensgefährliche Krankheiten können daher als Möglichkeit dienen, die

Lebenszeit, die uns gegeben ist, zu nutzen, um ein selbstbestimmtes, authentisches Leben zu führen.

Aber wie findet man heraus, was ein authentisches Leben ist? Für Irvin Yalom ist von einem authentischen Leben auszugehen, wenn die eigenen Möglichkeiten ausgeschöpft werden. Er spricht vom eigenen Potenzial, das jeder Mensch in sich trägt (Yalom, 2010b). In den oben beschriebenen Interviews der Krebskranken kristallisiert sich heraus, dass damit gemeint ist, bei sich selbst zu sein, bei den eigenen Wünschen und Bedürfnissen, und sich selbst als Persönlichkeit zu entwickeln. Für Franz Kafka ist seine schriftstellerische Arbeit das Potenzial, das er umsetzen will. Für meine Patientin Ruth bedeutet, das eigene Potenzial umzusetzen, sich nicht weiter unhinterfragt Normen zu unterwerfen, die ihr nicht guttun.

Ein authentisches Leben macht sich auch konkret im Alltag bemerkbar. Die Kranken in den Interviews beschließen, an sie gerichtete Wünsche und Forderungen abzulehnen, Nein zu sagen, wenn sie nicht einverstanden sind. Kafka gewinnt Selbstbewusstsein im Umgang mit Fremden und Frauen. Bei Ruth verschwinden die Ängste und Depressionen, die sie lange gequält haben.

Nun ist Todesangst weit verbreitet. Sie kann auch auftreten, wenn wir von keiner schweren Krankheit betroffen sind. Der Tod ist für uns alle unausweichlich und macht Angst. Wird die Angst als extrem quälend wahrgenommen, stellt sie ein großes Leid dar. Dann kann sie ähnlich wie die Todesangst bei einer schweren Erkrankung als Weckruf dienen, uns auf das zu besinnen, was wirklich wichtig ist im Leben. Den Tod können wir nicht verhindern. In unserer Hand liegt es aber, unsere Möglichkeiten im Leben voll auszuschöpfen. Vielleicht gelingt es auf diesem Wege, die Todesangst zu reduzieren.

Ein Weckruf, wie wir wirklich leben wollen, kann natürlich auch von Krankheiten ausgehen, die nicht mit Todesgefahr einhergehen. Ständige Rückenschmerzen, ein Tinnitus, eine chronische Gastritis, quälende Selbstzweifel oder immer wiederkehrende Ängste lassen die Frage aufkommen, wie wir unser Leben leben wollen mit den Möglichkeiten, die uns trotz der Krankheit bleiben.

Die Schriftstellerin Cécile Tlili erzählt in ihrem Roman „Ein Sommerabend", wie eine junge Frau durch den Schock einer Fehlgeburt in die Lage versetzt wird, sich aus ihrem unbefriedigenden Leben zu befreien.

BEISPIEL

Claudia lebt mit einem Mann zusammen, der sie wenig achtet. Er sonnt sich in seiner vermeintlichen Überlegenheit ihr gegenüber. Claudia hat kaum Selbstbewusstsein. Sie fühlt sich ihrem Partner und dessen Freunden unterlegen und akzeptiert, dass sie kaum beachtet wird. An Gesprächen traut sie sich kaum teilzunehmen. Die anderen erscheinen ihr so viel klüger, redegewandter, interessanter als sie. Sie neigt dazu, sich zurückzuziehen. Aber die Rolle der Schweigsamen, Uninteressanten, die man nicht beachten muss, gefällt ihr nicht wirklich. Ihr fällt jedoch nicht ein, was sie dagegen tun kann. Vielleicht, denkt sie, kann eine Schwangerschaft ihr helfen. Claudia wünscht sich sehnlichst ein Kind. Von ihrem Freund weiß sie, dass auch er gern Vater werden möchte. Als Mutter hofft sie, einen besonderen Status zu bekommen, der ihr Zuneigung und Achtung einbringen wird.

Claudia wird schwanger. Bevor sie dazu kommt, ihrem Freund das erfreuliche Ereignis mitzuteilen, hat sie eine Fehlgeburt. Das ist ein Schock. Ihre Trauer über das verlorene Kind ist groß. Als das Blut und die Krämpfe ihren Körper schütteln, ist sie völlig aufgelöst. Zeitgleich mit ihrer Trauer über das verlorene Kind spürt sie aber eine unendliche Sehnsucht nach echter Liebe und einem erfüllten Leben. Eine bisher unbekannte Stärke, eine neue Energie lässt sie den Mut aufbringen, ihrem Leben eine neue Wendung zu geben. Die bisher so selbstunsichere Frau verlässt ihren Freund. Sie macht sich auf die Suche nach einem neuen Leben. Sie will auf Liebe mit gegenseitiger Achtung und Vertrauen nicht mehr verzichten.

Was denken Sie jetzt, nachdem Sie das gelesen haben? Wie sehen Sie selbst Ihre Krankheit, Ihre Beschwerden? Empfinden Sie sie ausschließlich als Last, wodurch Ihnen der Weg zu einem guten Leben verhindert wird? Oder regen Ihre Beschwerden

Sie manchmal auch dazu an, über Ihr Leben nachzudenken? Fragen Sie sich möglicherweise, ob Sie so, wie Sie jetzt leben, auch wirklich leben wollen? Ob Sie ein authentisches Leben führen? Kommt da auch bei Ihnen die Frage auf, für was Sie Ihre weitere Lebenszeit nutzen wollen? Treten vielleicht gerade jetzt Ihre Wünsche und Bedürfnisse deutlicher zutage? Werden sie Ihnen immer mehr bewusst? Sind da Gedanken an Veränderungen, an einen Kurswechsel? Wenn das so ist: Bringen Sie den Mut auf, die gewünschten Veränderungen in die Praxis umzusetzen? Ein Leben zu führen, das zu Ihnen passt? Das wäre doch eine große Bereicherung!

Wenn Sie spüren, dass das Leben, das Sie führen, Ihnen nicht wirklich gefällt, Sie aber nicht wissen, was Sie anders machen wollen, was Ihnen wirklich wichtig ist im Leben, dann versuchen Sie es doch mal mit der in der Psychotherapie und im Coaching oft eingesetzten Grabsteinübung. Sie kann Ihnen helfen, den Blick frei zu bekommen für Ihre Wünsche und Ziele.

Die Grabsteinübung

Stellen Sie sich vor, Sie spazieren über einen Friedhof. Sie gehen an unzähligen Gräbern entlang. Auf den Grabsteinen finden Sie nur den Namen und das Geburts– und Sterbedatum der Verstorbenen. Was wäre, wenn dort auch stehen würde, wie die Menschen ihr Leben verbracht haben? Womit sie gekämpft haben und wofür sie ihre Energie eingesetzt haben? Da könnte dann zum Beispiel stehen: Hier ruht Karin S. Sie fühlte sich zu dick und hat stets gegen ihre Pfunde gekämpft. Oder Sie lesen: Peter K. hat sehr viel gearbeitet, weil er kein Versager sein wollte.

Die Menschen, an deren Gräbern Sie vorbeigehen, haben ihre Kraft oft dazu genutzt, sich etwas Negatives vom Hals zu halten. Wie viel Mühe wurde dafür aufgebracht. Nun überlegen Sie doch mal, wie viel Kraft Sie selbst immer wieder dafür aufbrin-

gen, Negatives und Schwieriges aus Ihrem Leben zu verbannen. Und stellen Sie sich vor, welcher Satz auf Ihrem Grabstein stehen könnte, wenn Sie jetzt sterben würden.
Und nun denken Sie darüber nach, was auf Ihrem Grabstein stehen könnte, wenn Sie all diese negativen Gedanken und Handlungen fallen lassen und Ihre Energie für das einsetzen würden, was Ihren wahren Wünschen und Leidenschaften entspricht. Wenn Sie Ihre Werte und Überzeugungen wirklich leben würden, welche Aussage über Sie würde dann Ihren Grabstein schmücken? Wenn Sie das jetzt selbst bestimmen könnten, welcher Satz würde dann auf Ihrem Grabstein stehen?

1.2 Krankheit als Möglichkeit, intensiv zu leben

„Lebe dein Leben bis zum Äußersten, und dann und erst dann stirb. Lass kein ungelebtes Leben zurück" (Irvin Yalom, 2006, S. 22).

Im Alter von 16 Jahren treten bei Albert Camus, dem Mann, der viele Jahre später als Philosoph und Schriftsteller berühmt werden soll, Erstickungsanfälle auf und er spuckt Blut. Im Krankenhaus wird eine Lungentuberkulose festgestellt. Die Krankheit ist lebensgefährlich. Behandlungen, von denen man damals noch nicht weiß, dass sie nutzlos sind, bringen keine Besserung. Die Ärzte geben ihn auf, und der junge Mann wird aus dem Krankenhaus entlassen. Geheilt ist er nicht. Im Laufe seines Lebens kommt es immer wieder zu schweren Krankheitsschüben, die ihn zu Krankenhausaufenthalten nötigen. Camus' Leben ist das eines vom Tod Bedrohten.

Was macht das mit ihm? Er schreibt, dass seine todbringende Krankheit ihn dazu bringt, den Gedanken zu akzeptieren, bald sterben zu müssen. Und dieser Gedanke führt zu dem Wunsch nach einer bisher nicht dagewesenen Lebensintensität. Von nun an soll das Leben in vollen Zügen gelebt werden. Er hat keine Zeit zu verlieren.

Jederzeit kann alles vorbei sein. Aus der ständigen Todesgefahr erwächst eine starke Lebenslust. Gelebt wird im Hier und Jetzt. Nichts wird mehr auf morgen verschoben. Ziele und Chancen, die in der Zukunft angesiedelt sind, gibt es für ihn nicht mehr. Die Todesgefahr bringt ihn dazu, „mehr als jemals zuvor zu leben, so tief und so heftig, dass jeder andere darüber verrückt geworden wäre". An anderer Stelle notiert er: „Bin ich glücklich oder unglücklich? Die Frage ist kaum von Bedeutung. Ich lebe mit solcher Besessenheit" (zitiert nach Radisch, 2013, S. 159).

Jede Minute des Lebens ist kostbar, gerade weil das Leben begrenzt ist. Es muss in vollen Zügen gelebt werden, mit all dem, was zur Verfügung steht. Die Zeit darf nicht vertan werden, sie muss intensiv genutzt werden.

Die Erfahrung einer schweren Krankheit mit dem Wunsch, intensiv zu leben, verarbeitet Camus auch in seinem Roman „Die Pest". Dort wird erzählt, wie die Pest wütet und dabei ist, die Menschen auszurotten. Der grassierenden Krankheit setzt der Romanheld, der Arzt Dr. Rieux, eine intensive Aktivität entgegen. Obwohl die Chancen nicht gut stehen, die Pest zu besiegen, kämpft er unermüdlich für das Leben.

BEISPIEL

Der Ort des Geschehens ist die Stadt Oran. Eine bislang ganz normale Stadt, in der eines Tages Außergewöhnliches passiert. Die Ratten kommen, erkranken und sterben. Dann trifft es die Menschen. Erst wenige, dann immer mehr. Die Pest wütet. Die Stadttore werden geschlossen. Die Stadt wird zur Todeszone, niemand kommt mehr hinein oder heraus. Bei dem Arzt führt das aber nicht zur Resignation. Ganz im Gegenteil. Er kämpft im Angesicht des Todes unermüdlich gegen den Pesterreger. All seine Kraft, die ihm zur Verfügung steht, setzt er ein. Und das, obwohl er weiß, dass die Gefahr der Krankheit wahrscheinlich nicht auszurotten ist. Zwar endet die Epidemie. Plötzlich erkranken die Menschen nicht mehr. Die Krankheit scheint fürs Erste besiegt. Doch der Arzt ist davon überzeugt, dass der Bazillus überleben wird und die Pest jederzeit wieder ausbrechen kann. Das hindert ihn aber nicht an seinem intensiven Einsatz für das Leben.

Rieux nutzt jede Minute, den Kranken beizustehen, obwohl er weiß, dass die Krankheit kaum aufzuhalten ist. Und trotzdem engagiert er sich bis zur Erschöpfung mit voller Kraft für das Leben. Er kämpft unermüdlich, jeden Tag. Er denkt nicht daran, was morgen sein könnte.

Eine wichtige Triebfeder des Arztes für diesen intensiven Einsatz ist sein Mitgefühl. Wir Menschen haben alle nur das eine Leben. Das verbindet uns und kann Mitgefühl füreinander hervorrufen. Dieses Wissen bringt die Kostbarkeit jedes Augenblicks zum Ausdruck.

Im tibetischen Buch vom Leben und vom Sterben wird der Zusammenhang von begrenzter Lebenszeit, Mitgefühl und der Kostbarkeit jedes Augenblicks sehr schön beschrieben.

> *„Wenn wir aber schließlich zu der Gewissheit kommen, dass wir sterben müssen und alle anderen fühlenden Wesen ebenso, entsteht in uns ein glühendes, fast herzzerreißendes Gefühl für die Zerbrechlichkeit und Kostbarkeit jedes Augenblicks und jedes Lebewesens, und daraus kann sich ein tiefes, klares, grenzenloses Mitgefühl für alle Lebewesen entwickeln“ (Rinpoche, 2002, S. 117).*

Das Leben intensiv nutzen und nichts, was wirklich wichtig ist, zurücklassen. Das fällt uns am ehesten auf, wenn wir ernsthaft krank werden. Wir erkennen dann, wie wertvoll jede Stunde ist.

Was inhaltlich unter einem intensiven Leben verstanden wird, entscheidet natürlich jeder für sich selbst. Für Camus bedeutet es, tief und heftig zu leben. Für seine Romanfigur Dr. Rieux ist es die Tag und Nacht umfassende ärztliche Arbeit, sein unermüdlicher Einsatz für das Leben.

In meiner Praxis konnte ich einmal erleben, wie ein Patient, der die Diagnose erhielt, an Multipler Sklerose erkrankt zu sein, sein Leben von heute auf morgen umkrempelte. Er begann nun all das zu tun, was er sich schon immer vorgenommen hatte. Nichts sollte mehr ausgelassen werden.

BEISPIEL

Bei Jens, einem 44-jährigen Lehrer, wird Multiple Sklerose (MS) festgestellt. Wegen leichter Sehstörungen hat er einen Augenarzt aufgesucht und nicht im Entferntesten damit gerechnet, dass seine Sehstörungen Frühsymptome einer MS sein könnten. Jens ist verständlicherweise geschockt. Er weiß, dass es schwere und leichtere Verläufe der Krankheit gibt. Wie das bei ihm sein wird, kann ihm kein Arzt sagen. In seinen schlimmsten Fantasien sieht er sich bereits bewegungsunfähig an den Rollstuhl gefesselt. Was kann er tun? „Entweder ich konzentriere mich auf meine Ängste und warte darauf, dass es mir immer schlechter geht, oder ich versuche, mein Leben, so gut es eben möglich ist, auszukosten.“ Jens entscheidet sich für die zweite Variante.

Er ist stets ein engagierter Lehrer gewesen. Nun stürzt er sich regelrecht in die Arbeit. Er gründet einen Literaturzirkel für die Schüler. Das hat er immer schon tun wollen, wegen des großen Aufwands aber immer wieder verschoben. Und er entschließt sich, das Angebot anzunehmen, stellvertretender Schulleiter zu werden. Auch das ist mit mehr Arbeit verbunden, die er nun auf sich nimmt. Insgesamt verbringt er seine Tage aktiver als bisher. Er geht ins Theater, schaut sich Filme an, besucht Freunde. Er will die ihm verbleibende Zeit so intensiv wie möglich ausfüllen. Er wirkt auf mich atemlos. „Ich habe keine Zeit zu verlieren“, ist zu seinem Lebensmotto geworden.

Jens' Alltag ist vollgefüllt mit Aktivitäten. Alles, was er im Leben noch machen möchte, will er noch unterbringen. Das tut ihm gut. Er wirkt zufriedener als je zuvor.

Ein intensiv geführtes Leben ist aber nicht gleichzusetzen mit purem Aktionismus. Zu einem intensiv geführten Leben gehört, dass wichtige Wünsche und Bedürfnisse ausgelebt werden. Nichts Wichtiges soll ausgeklammert werden. Um mit den Worten von Irvin Yalom zu sprechen: Kein ungelebtes Leben soll zurückbleiben.

In meiner Praxis habe ich eine Patientin erlebt, die ein aktives Leben führte, in dem aber etwas, was ihr am Herzen lag, gar nicht vorkam. Sie lebte einen prall gefüllten Alltag, der wenig von diesem

Bedürfnis enthielt. Erst der Ausbruch ihrer Erkrankung führte dazu, dass sie ihre Wünsche intensiv auszuleben begann.

BEISPIEL

Die 48-jährige Karin führt ein sehr aktives Leben. Fast jeden Abend ist sie unterwegs: Theater, Kino, Musikveranstaltungen. Als Steuerberaterin geht es ihr finanziell gut. Mit ihrem Ehemann unternimmt sie viele Reisen. Als erstmals Rückenschmerzen auftauchen, nimmt sie das nicht besonders ernst. Sie hat gehört, dass Freunde und Bekannte auch manchmal darunter leiden. Stets sind die Beschwerden wieder weggegangen. Leider nicht bei Karin. Die Schmerzen werden immer stärker. Sie verschwinden einfach nicht. Sie geht zum Arzt, der eine Vielzahl von Untersuchungen durchführt. Außer Verschleißerscheinungen, die das Ausmaß ihrer Beschwerden aber nicht begründen können, findet er nichts. Medikamente, Spritzen, Massagen, Akupunktur und Physiotherapie bringen nur kurzfristig Entlastung. Nichts hilft wirklich. Und kein Ende in Sicht.
Karin erzählt, dass sie bislang mit ihrem Leben zufrieden ist. Aber es geht jetzt ja leider nicht mehr so weiter, sagt sie. Sie ist verzweifelt. Was tun? Ich horche auf, als sie sagt, mehr könne sie doch wirklich nicht in ihre Tage packen. Was meint sie damit? Sie sagt, sie habe sich stets bemüht, ein aktives Leben zu führen. Sie wisse schon, dass das wichtig ist. Ich frage sie, ob denn etwas fehlt, was sie gern noch unterbringen würde. Was das denn sein könnte? Sie druckst eine Weile herum. Dann erfahre ich von ihrem Traum, zu malen. Verblüfft höre ich, dass Karin nach dem Abitur ein Kunststudium begonnen hat, das sie aber vorzeitig abbrach, weil man damit doch kein Geld verdienen kann. Und dann hat sie auch festgestellt, in der Kunst nicht wirklich begabt zu sein. „Es lohnt sich einfach nicht mehr für mich, da weiterzumachen." Karin kann sich offenbar gar nicht vorstellen, nur zum Spaß, nur für sich allein zu malen. Ich schlage ihr vor, es doch einfach mal zu versuchen. So nebenbei, ohne mir groß etwas dabei zu denken, sage ich noch, dass da offenbar ein Stück „ungelebtes Leben" ist, das in ihr schlummert. Dieses Wort „ungelebtes Leben" fasziniert sie. Darüber denkt sie lange nach.

Und sie überwindet sich und beginnt zu malen. Es gefällt ihr. Seit langer Zeit fühlt sie sich wieder wohl. Zu ihrer großen Freude werden die Rückenschmerzen weniger. Sie verschwinden nicht gänzlich, tauchen aber seltener auf. Karin verabschiedet sich an dieser Stelle von mir. Sie ist optimistisch und meint, einen guten Weg gefunden zu haben.

In den meisten Fällen stehen Rückenschmerzen im Zusammenhang mit einer chronisch angespannten Muskulatur, die auf seelischer Anspannung aufbaut, meist hervorgerufen durch Unzufriedenheit, allgemeines Unwohlsein und Stress. Nicht immer ist den Betroffenen aber die seelische Anspannung auch bewusst. So war es auch bei Karin. Erst die Schmerzen machten sie darauf aufmerksam, dass irgendetwas in ihrem Leben nicht stimmt. Erst als ihr bewusst wird, dass Malen ein wichtiges, bisher nicht ausgelebtes Bedürfnis für sie ist, und sie sich der Sache annimmt, kommt es zur Entspannung und die Schmerzen verschwinden allmählich.

Ähnlich wie authentisch zu leben, bedeutet auch, intensiv zu leben, für jeden inhaltlich etwas anderes. Authentisch zu leben heißt, unsere Fähigkeiten und Potenziale zu erkennen und sie in den Mittelpunkt unseres Lebens zu stellen. Intensiv zu leben bedeutet, nichts auszulassen, nichts zu versäumen, was wir erleben möchten. Camus (zit. n. Radisch, 2013, S. 159) schreibt: „Bin ich glücklich oder unglücklich? Die Frage ist kaum von Bedeutung. Ich lebe mit solcher Besessenheit." Mein Patient Jens will keine Zeit verlieren und eine Vielzahl von Aktivitäten in seinem Alltag unterbringen. Karin beschließt, nicht weiter wie bisher wahllos Aktivitäten aneinanderzureihen, sondern auch das auszuleben, was sie bisher versäumt hat.

Was denken Sie, wenn Sie das gelesen haben? Fragen Sie sich, ob Sie selbst intensiv leben? Ob Sie Ihre Zeit nutzen, um Ihr Leben voll auszukosten – mit allem, was Ihnen wichtig ist? Überlegen Sie vielleicht, was Sie alles noch tun möchten? Egal ob es sich um Arbeit, Freizeit, Kreativität oder Beziehungen zu anderen Menschen handelt. Haben Sie Angst, Wichtiges in Ihrem Leben zu verpassen?

Manchmal fällt es uns schwer zu sagen, was wir uns unter einem intensiven Leben vorstellen. Wenn Sie für sich selbst im Augenblick diese Frage nicht wirklich beantworten können, kann Ihnen vielleicht die folgende Übung helfen, das herauszufinden. Die Übung basiert auf Nietzsches „Idee der ewigen Wiederkunft" (Yalom, 2010b, S. 100 ff). In dieser Idee steckt die Frage, wie es wäre, wenn wir unser jetziges Leben immer wieder bis in alle Ewigkeit führen müssten.

Übung: Dasselbe Leben immer wieder, bis in alle Ewigkeit
Stellen Sie sich vor, dass Sie dasselbe Leben, das Sie heute führen, immer wieder führen werden, bis in alle Ewigkeit. Nichts wird sich jemals verändern. Es wird auch nichts Neues dazukommen. Sie werden Ihr Leben, genauso wie es jetzt ist, unzählige Male immer wieder leben müssen. Jeder Schmerz, jede Freude, jeder Gedanke, jedes Gefühl, auch das Große und Kleine Ihres Lebens, wird immer wieder kommen. In der immer gleichen Reihenfolge, wie Sie es jetzt erleben. Heute, morgen, bis in alle Ewigkeit.
Was macht das mit Ihnen, wenn Sie sich vorstellen, dass Sie Ihr jetziges Leben immer wieder aufs Neue wiederholen werden? Sind Sie glücklich mit dieser Vorstellung? Oder ruft diese Idee Bedauern und Schmerz hervor? Dann fragen Sie sich, was Sie bedauern. Was hat gefehlt? Und was fehlt noch? Nun richten Sie Ihren Blick auf die Zukunft und entscheiden Sie, was Sie jetzt in Ihrem Leben alles noch tun möchten. Damit Sie nicht erneut in einigen Jahren, wenn Sie zurückblicken, Bedauern spüren über das, was Sie nicht getan haben. Finden Sie jetzt Ihren Weg für ein reiches vitales Leben.

1.3 Krankheit als Weckruf, Lebensprobleme zu lösen

„[...] ich weiß, dass diese Krankheit ein Zeichen ist [...] ich habe eine Warnung empfangen [...] ich muss mein Leben ändern“ (Zeruya Shalev 2001, S. 251).

Kennen Sie das? Sie haben eine anstrengende Zeit hinter sich, und der Stress will nicht aufhören. Ihr Arbeitspensum ist einfach nicht zu schaffen. Und privat häufen sich die Konflikte. Gerade jetzt bekommen Sie auch noch eine Erkältung. Während in Ihrem näheren Umfeld alle gesund bleiben, liegen Sie mit Fieber und Gliederschmerzen im Bett. Wieso trifft es mich gerade jetzt, denken Sie, wo ich die Krankheit doch am wenigsten gebrauchen kann? Die Antwort ist: Gerade weil Sie sich zu viel zumuten, werden Sie krank. Wissenschaftler:innen haben herausgefunden, dass bei länger anhaltenden Belastungen das geschwächte Immunsystem nur noch eingeschränkt in der Lage ist, Krankheitserreger zu bekämpfen. Erkältungen treten dann häufiger auf, und sie verlaufen auch schwerer. In einem Experiment wurde knapp 400 Menschen eine Lösung mit Schnupfenviren in die Nase geträufelt. Je belasteter die Teilnehmenden waren, desto eher wurden sie krank (Cohen et al., 2003).

Nun handelt es sich bei Erkältungen, selbst wenn sie chronisch verlaufen, um eher harmlose Erkrankungen. Belastungen werden aber bei vielen Krankheiten als Ursache angenommen, unter anderem bei Herzkrankheiten, Magen-Darm-Erkrankungen, Hautkrankheiten (Eßing, 2023; Rüegg, 2017).

Dabei spielt es auch keine Rolle, ob die Belastungen, der Ärger oder die Ängste Ihnen bewusst sind. Der Körper reagiert auch, wenn Sie das, worunter Sie leiden, beiseiteschieben, wenn Sie es nicht wahrhaben wollen.

Eigentlich ist das alles sehr hilfreich. Schließlich können wir in der Krankheit entdecken, was im Argen liegt, was wir lösen sollten. Nur ist das alles nicht so einfach. Zuerst einmal müssten wir die Botschaft des Körpers erkennen können, was uns mitunter doch sehr schwerfällt. Manchmal braucht es eine Weile, bis wir die Belastungen, die mit der Krankheit verbunden sind, sehen.

So erging es Paul Auster (2013). Der Schriftsteller sieht in seinem Buch „Winterjournal“ einen Zusammenhang zwischen seiner Trennungsangst und dem Ausbruch einer Gastritis.

BEISPIEL

„Was dich und deine Freundin betraf, war das Experiment eheähnlichen Zusammenlebens eine ziemliche Enttäuschung gewesen, ihr [wart] euch einig, dass eure Liebesaffäre sich im Sande verlaufen hatte. Eines Nachts rebellierte dein Magen, und während du dich zusammengekrümmt auf dem Bett wandest, wühlten Schmerzen in deinen Eingeweiden, so heftig, so hartnäckig, so unerträglich, als hättest du zum Abendessen einen Topf voll Stacheldraht verschlungen. Die einzige plausible Erklärung dafür war ein Blinddarmdurchbruch, und der musste, nahmst du an, unverzüglich operiert werden. Es war zwei Uhr morgens. Du kamst in die Notaufnahme des St. Luke’s Hospital getaumelt, musstest ein oder zwei entsetzliche Stunden warten, und als dich endlich ein Arzt untersuchte, erklärte er zuversichtlich, mit deinem Blinddarm sei alles in Ordnung. Stattdessen hättest du einen schlimmen Fall von Gastritis. Nehmen Sie diese Pillen, sagte er, vermeiden Sie heiße und scharfe Speisen, dann wird es Ihnen bald besser gehen. Sowohl die Diagnose als auch die Vorhersage erwiesen sich als zutreffend, und erst später, viele Jahre später, hast du begriffen, was da mit dir los war. Du hattest Angst – aber Angst, ohne zu wissen, dass du Angst hattest. Die Aussicht, dich zu entwurzeln, hatte dich in einen Zustand äußerster, jedoch vollständig unterdrückter Besorgnis versetzt: Der Gedanke, mit deiner Freundin Schluss zu machen, hatte dich zweifellos sehr viel stärker aufgewühlt, als du dir vorgestellt hattest. […] ein Teil von dir geriet, ob einer so drastischen Veränderung in Panik, und deshalb drehte dein Magen durch und wollte dich in Stücke reißen.“ Und weiter: „Das ist die wiederkehrende Geschichte deines Lebens. Wann immer du an eine Weggabelung kommst, bricht dein Körper zusammen, denn dein Körper hat schon immer gewusst, was dein Kopf nicht weiß, und wie er auch zusammenbrechen mag, ob in Form von Drüsenfieber, Gastritis oder Panikattacken, hat er immer die Hauptlast deiner Ängste und inneren Kämpfe getragen und die Schläge eingesteckt, die dein Kopf nicht auszuhalten bereit oder imstande ist." (Auster, 2013, S. 78 f.)

Dass ein Problem krank machen kann, diese Erkenntnis ist nicht neu. Ich vermute, dass Sie schon einmal erlebt haben, dass Ihr Magen rebelliert, wenn ein Konflikt Sie umtreibt. Wir sprechen dann davon, dass uns etwas auf den Magen schlägt. Es passiert immer wieder, nicht nur bei eher harmlosen Krankheiten wie Erkältungen und Magenbeschwerden. Auch nicht nur bei Drüsenfieber und Panikattacken, die Paul Auster nennt. Jedes Organ und jeder Körperbereich kann betroffen sein.

Was passiert, wenn wir Belastungen ausgesetzt sind? Egal ob es sich um Konflikte oder negative Stimmungen handelt, stets werden Prozesse in Gang gesetzt, die den Körper aus dem Gleichgewicht bringen. Bei starker Erregung, Wut oder Angst beginnen wir zu schwitzen, das Herz schlägt bis zum Hals, der Blutdruck steigt oder der Magen schmerzt. Es kann auch zu Muskelverspannungen kommen. Oft schmerzt dann der Rücken, aber auch andere Körperbereiche, wie die Brust oder der Unterleib, können betroffen sein. Das ist alles nicht so schlimm, wenn die Probleme nur kurz auftreten, wenn sie bald wieder vorbei sind. Wenn sie aber bleiben, kommt es leicht zu einer Fehlsteuerung des Nervensystems und einer Schwächung des Immunsystems mit auftretenden Entzündungsprozessen. Das Risiko, ernsthaft zu erkranken, ist dann groß. Die Probleme treten auch auf, wenn wir den Ärger und die Belastungen nicht wahrhaben wollen. So, wie es Paul Auster erlebt hat. Die Krankheit weist dann erst darauf hin, dass ein Problem existiert. Eigentlich ein hilfreicher Vorgang. So erfahren wir, dass etwas nicht stimmt, und werden dazu aufgerufen, das Problem zu lösen.

Manchmal scheinen sich Belastungen auch in den körperlichen Beschwerden direkt abzubilden. Das ist zum Beispiel der Fall, wenn jemand unter Gelenkbeschwerden leidet, also in seinen Bewegungen eingeschränkt ist, und darüber hinaus sich gleichzeitig in seinem Leben festgefahren fühlt. Wenn alles aussichtslos erscheint und kein Weg gesehen wird, aus der festgefahrenen Situation wieder herauszufinden. Der Verdacht, dass ein Zusammenhang zwischen dem körperlichen Problem und der Lebenssituation besteht, liegt dann nahe. Die körperlichen Beschwerden können als Hinweis gesehen werden, das Problem zu lösen, das bisher möglicherweise nicht wahrgenommen wurde. So war es auch bei meinem Patienten Dittmar.

BEISPIEL

Dittmar studiert Biologie und hat bisher in sämtlichen Prüfungen schlecht abgeschnitten. Seine Angst vor der kommenden Prüfung ist groß. Am liebsten würde er gar nicht erst hingehen. Das Studium abzubrechen, traut er sich aber nicht. Er kommt aus einer Familie, in der alle einen akademischen Abschluss haben. Er will nicht als Versager dastehen. „Am liebsten würde ich weglaufen, von all dem nichts mehr sehen und hören", sagt er. Unmittelbar vor dem Prüfungstermin bekommt er eine Bindehautentzündung. Das ist ihm nun schon zum wiederholten Mal vor Prüfungen passiert. Er kann nicht mehr gut sehen. Sein Wunsch, die Prüfungssituation nicht mehr vor Augen zu haben, zeigt sich auch in der körperlichen Erkrankung. Sein Körper weist ihn darauf hin, dass er Entscheidungen treffen muss, denen er bisher ausgewichen ist. Er muss für sich klären, warum er in den Prüfungen schlecht abschneidet. Leidet er unter Prüfungsangst? Die lässt sich behandeln. Oder liegt ihm das Studieren nicht? Dann sollte er über andere berufliche Wege nachdenken. Dittmar muss sich seinen Problemen stellen, wenn er wieder gesund werden will.

Es sind aber nicht nur körperliche Erkrankungen die auf Lebensprobleme hinweisen. Chronische Belastungen, die ausgeblendet bleiben, können sich auch in seelischen Krankheiten äußern. Bleiben diffuse Ängste, Konflikte und Lebensprobleme unbeachtet, besteht die Gefahr, dass sie sich in eng begrenzten seelischen Problemen äußern. So kann eine diffuse Angst, vielleicht vor einer Eheschließung, sich in einer konkreten Angst äußern, beispielsweise der Angst vor engen Räumen, dem Chauffieren eines Autos oder vor einer Krankheitsübertragung durch Bakterien und Viren. Hat man der diffusen Angst nichts entgegenzusetzen, so kann die konkrete, fest umrissene Angst identifiziert und ihre Auslöser vermieden werden.

BEISPIEL

So ist es bei dem 50-jährigen Peter, der seit einigen Jahren unter verschiedenen Ängsten leidet. Peter fürchtet sich vor dem Alleinsein im Haus. Er könnte überfallen und getötet werden. Er hat Angst vor dem Autofahren, immer mit dem Gedanken, in einen Unfall verwickelt zu werden. Geht es ihm körperlich mal schlecht, glaubt er bereits, an einer schweren Krankheit zu leiden und bald zu sterben. Natürlich belasten ihn die Ängste sehr. Sie bleiben auch für mich erst einmal unverständlich. Schließlich ist Peter bereits im fortgeschrittenen Alter und hatte bisher nicht mit seelischen Problemen zu kämpfen. Worauf wollen die Ängste hinweisen? Was sind die belastenden, ungelösten Probleme in seinem Leben? Durch einen zufälligen Hinweis kommen wir der Sache näher. In meinem Wartezimmer trifft er auf eine weinende Frau, die berichtet, sie käme gerade vom Grab ihrer vor Kurzem verstorbenen Mutter. Zu mir sagt Peter: „Warum geht sie denn überhaupt da hin? Ist doch klar, dass man das nicht aushält. Ich habe das Grab meines Bruders noch nie besucht." Peter hat das Grab seines Bruders nie besucht, weil er meint, dann aus dem Weinen nicht mehr herauszukommen. Er hat seinen Bruder über alles geliebt, die beiden waren unzertrennlich. Und sein Tod, plötzlich eingetreten durch einen Herzstillstand, war ein großer Schock für Peter. Und ist es immer noch. Es stellt sich heraus, dass die Ängste, unter denen er leidet, kurz nach dem Tod des Bruders auftauchten. Peter hat vermieden zu trauern. Er kann die Trauer nicht zulassen, weil er glaubt, sie nicht aushalten zu können. Damit verschwindet das Problem aber nicht. Es zeigt sich nun in seinen hartnäckigen aktuellen Ängsten: vor dem Alleinsein, dem Autofahren, einer Krankheit.

Die Ängste sind ein Hinweis darauf, dass Peter die Trauer um seinen verstorbenen Bruder zulassen muss. Nach unseren Gesprächen tastet er sich ganz vorsichtig an das Thema heran. Den Gang zum Friedhof traut er sich noch nicht zu. Aber er stellt ein Foto des Bruders in sein Wohnzimmer. Mehrmals am Tag betrachtet er es. Und er nutzt das Foto, um mit dem Toten zu sprechen. Er erzählt ihm von seinem Kummer. Langsam setzt er sich mit dem Verlust des Bruders auseinander. Die Ängste sind immer noch da. Peter hat aber die Hoffnung, dass es ihm bald besser gehen wird. Allein das Wissen, was hinter der Krankheit steckt, hilft ihm.

Psychische Krankheiten sind weit verbreitet. Insbesondere bei Depressionen scheint es sich mittlerweile um eine Volkskrankheit zu handeln. Nun leben wir in einer Zeit, in der es uns, gemessen an früheren Epochen, relativ gut geht. Wie kommt es, dass so viele Menschen anhaltend traurig sind und sich oft sogar mit Selbstmordabsichten tragen? Nicht immer steht hinter einer Depression ein schlimmes Schicksal, eine traumatische Erfahrung, körperlicher oder seelischer Missbrauch in der Kindheit oder sonstige extrem schlimme Erlebnisse. Ich habe den Eindruck, dass manchmal auch völlig überhöhte Vorstellungen von sich selbst oder vom Leben insgesamt mitverantwortlich sind. Manchmal höre ich von Depressiven den Satz: „Ich habe vom Leben nichts mehr zu erwarten." Eine Patientin drückte es mal so aus: „Mein Leben ist doch für die Tonne. Warum soll ich weitermachen?" Sie hatte das Gefühl, dass ihre Vorstellungen von einem guten Leben nicht in Erfüllung gehen.

Diese Haltung des „Alles oder Nichts" steht meines Erachtens hinter vielen Depressionen. Es ist eine Anspruchshaltung an sich selbst und an das Leben, die starken Druck aufbaut. Werden die Vorstellungen von einem gelungenen Leben extrem hochgesteckt, dann ist die Gefahr groß, in Selbstzweifel und Depression zu verfallen.

Eine solche Anspruchshandlung wird anschaulich in dem Roman „Die Glasglocke" von Sylvia Plath beschrieben. Die Romanheldin Esther leidet unter einer schweren Depression mit Suizidabsichten. Hintergrund ihres Leidens ist die Enttäuschung darüber, dass sie vom Leben nicht bekommt, was sie sich wünscht.

BEISPIEL

Esther ist eine junge Frau, die mit dem Leben nicht mehr zurechtkommt. Sie kann keinen Sinn mehr darin für sich erkennen. Sie beginnt sich zu vernachlässigen, wäscht sich nicht mehr, schläft kaum noch. Nichts interessiert sie mehr, und schließlich versucht sie sich das Leben zu nehmen. Es gelingt nicht und sie versucht es erneut. Auch dieses Mal wird sie gerettet. Sie überlebt.
Was ist der Hintergrund für Esthers Todeswunsch? Nach außen wirkt alles an ihr perfekt. Gute Schulnoten, Stipendien, ein gewonnener Schreibwettbewerb bei einer Modezeitschrift. Es folgen Einladungen zu Geselligkeiten bei bekannten Leuten. Aber es läuft nicht so, wie Esther sich das wünscht. Zu einem Schreibkurs, auf den sie sich gefreut hat, wird sie nicht angenommen. Bei dem Roman, den sie schreiben will, kommt sie über die ersten Sätze nicht hinaus. Ein Freund kränkt sie, indem er ihre Gedichte herabwürdigt. Ihre Männerbekanntschaften enttäuschen sie. Der Todeswunsch wächst stetig mit der Ahnung, ihre ehrgeizigen Lebensziele nicht erreichen zu können. Esther sagt über sich selbst, dass sie alles, aber wirklich alles will, was das Leben an Schönem zu bieten hat. Dazu gehören: Eine glückliche Familie mit einem Mann und Kindern. Und tolle Liebhaber. Eine berühmte Dichterin möchte sie werden. Auch eine bekannte Professorin und eine brillante Redakteurin. Und sie möchte die Welt bereisen. Aber das sind nur einige ihrer Wünsche. Ihr Wunschzettel gibt noch viel mehr her. Das Leben bietet ihr aber nicht die Erfüllung all ihrer Wünsche. Der Tod erscheint als Ausweg.
Esther klagt, dass ihr das Leben nicht gibt, was sie will. Wenn sie nicht alles bekommt, dann verzichtet sie lieber auf das Leben und wählt den Tod.

Das Leben soll uns etwas bieten. Tut es das nicht, sind wir oft empört, wütend, beleidigt. Der Tod kann dann als Erlösung gesehen werden. Mich hat Viktor Frankl, der Gründer der Existenzanalyse, beeindruckt, wenn er sagt, dass diese Einstellung völlig an unserer Verantwortung dem Leben gegenüber vorbeigeht. „Wir müssen lernen", schreibt er, „dass es eigentlich nie und nimmer darauf ankommt, was wir vom Leben noch zu erwarten haben, vielmehr lediglich darauf: was das Leben von uns erwartet“ (Frankl, 2009, S. 117). Das heißt, wir selbst sind es, die Verantwortung gegenüber dem Leben haben. Jede Lebenssituation bringt Pflichten, aber auch Möglichkeiten mit sich, mit denen wir umgehen müssen. Frankl ist der Überzeugung, dass das Leben Aufgaben an uns heranträgt, die wir lösen müssen. Diese Aufgaben sind auch nicht einmalig, sie wechseln von Jahr zu Jahr, von Stunde zu Stunde. Jede neue Situation stellt uns vor neue Herausforderungen und Chancen. Wird uns die Möglichkeit zum Genuss, zur Selbstverwirklichung etwa durch künstlerische Tätigkeiten oder ein soziales Engagement geboten, dann sollten wir das nutzen. Und werden uns Krankheiten oder schlimme Lebensprobleme auferlegt, dann ist es unsere Aufgabe, damit umzugehen. Eine Lösung zu finden oder zu ertragen, was nicht zu ändern ist.

Was bedeutet das für die Romanheldin Esther? Sie leidet, ohne Zweifel. Was könnte sie tun, statt depressiv zu werden und den Tod zu wählen? Sie kann sich fragen, was sie selbst tun kann, um sich ihre Wünsche zu erfüllen. Vielleicht in kleinen Schritten vorangehen und prüfen, was möglich ist und was nicht. Gelingt das Schreiben des Romans nicht auf Anhieb, könnte sie das Projekt auf später vertagen, einen günstigeren Zeitpunkt wählen. Mag der Freund ihre Gedichte nicht – na und? Wichtig ist, ob sie selbst sie mag oder ob sie wirklich verbesserungswürdig sind. Sie könnte auch nach Männern suchen, die sie (so weit das voraussehbar ist) nicht enttäuschen, und sich klarmachen, dass es keine Sicherheit für das Glück im Leben gibt. Sie kann versuchen, sich beruflich zu profilieren und nicht von vornherein nur Höchstleistungen und Auszeichnungen für sich zu beanspruchen. Esther könnte insgesamt mehr Verantwortung für sich selbst übernehmen.

Esther erinnert mich an eine junge Frau, Sophia, die zu mir in die Praxis kam. Auch sie schien an der Unerreichbarkeit ihrer ehrgeizigen Lebensziele zu scheitern.

Sophia ist depressiv. Sie verlässt tagsüber ihr Bett nur noch, wenn es sich absolut nicht vermeiden lässt. Sie traut sich nichts mehr zu. Seminare an der Universität besucht sie nicht mehr.

BEISPIEL

Kontakte zu anderen Studierenden hat sie nicht. Sie fürchtet, dass alle erkennen, wie unfähig sie ist.
Sophia hat hohe Anforderungen an sich selbst und wünscht, dass das Leben ihr die Erfüllung ihrer Wünsche bietet. Einen liebevollen Partner. Mehrere Sprachen perfekt sprechen und viel in der Welt herumkommen. Erfolg im Beruf. Sophia will Romane schreiben. Aber nicht einfach nur Romane, die kaum jemand kennt. Sie will mit ihren Romanen berühmt werden. Möglichst jeder im Land soll davon gehört haben. Und ihre literarische Qualität soll anerkannt sein. „Also ohne Nobelpreis geht es wohl nicht", kommentiere ich ihre Lebensziele. Etwas verblüfft, aber mit einem Lächeln quittiert sie meine Aussage. Von der sie weiß, dass sie stimmt.

Etwas ist schiefgegangen, die hochgesteckten Lebensziele scheinen nicht in Erfüllung zu gehen. Sophia reagiert darauf, indem sie sich von der Welt abschottet. Sie kämpft nicht mehr. Mit dem Erfolg, dass sie sich nicht mehr mit Problemen und Aufgaben beschäftigen muss. Auf diesem Wege kommt es zur Entlastung. Es entsteht eine Art Ruhephase. Natürlich geschieht das alles unbewusst. Diese Lösung des Problems ist aber letztendlich zutiefst unbefriedigend. Glück und Zufriedenheit können so nicht erreicht werden. Vielmehr rücken die Lebensziele in immer weitere Ferne. Gelingt es Sophia aber, in ihrer Depression einen ungeeigneten Versuch zur Lösung ihrer Konflikte zu erkennen, dann kann das ein Weckruf sein, sich mit den Möglichkeiten zu beschäftigen, die ihr das Leben bietet.

Sophia erkennt zwar in ihrer Krankheit eine Flucht vor den anstehenden Aufgaben. Sie sieht auch, dass diese Flucht kein guter Weg ist. Sich ihrer Angst zu stellen, ihre hochgesteckten Ziele nicht erreichen zu können, fällt ihr aber schwer. Sie will an ihrem Lebensziel, eine berühmte Schriftstellerin zu werden, nicht rütteln. Immerhin wird sie aktiv und besucht ein Seminar über kreatives Schreiben – um festzustellen, dass sie noch sehr viel lernen muss. Aber allein der Besuch des Seminars ist ein wichtiger Schritt. So kehrt sie ins Leben zurück, statt sich von der Welt zurückzuziehen.

Was denken Sie, nachdem Sie das gelesen haben? Treten bei Ihnen in belastenden Lebenssituationen auch manchmal seelische oder körperliche Störungen auf? Haben sich vielleicht genau zu der Zeit, als es Ihnen nicht gut ging, chronische Krankheiten entwickelt? Ist es Ihnen auch schon einmal so ergangen, dass Sie eine Krankheit im Nachhinein mit einem Ereignis in Verbindung bringen können, das Sie verdrängt haben? Hat Ihr seelisches oder körperliches Problem Ihnen vielleicht sogar geholfen, Ihre Lebensprobleme zu erkennen, sodass Sie über mögliche Lösungen nachdenken können?

Oft fällt es uns schwer, einen Zusammenhang zwischen unseren seelischen oder körperlichen Beschwerden und unseren Konflikten und Problemen zu sehen. Vielleicht kann Ihnen die folgende Übung dabei helfen.

Übung zum Zusammenhang von Krankheiten und ungelösten Problemen

Konzentrieren Sie sich auf Ihre seelischen oder körperlichen Beschwerden. Und fragen Sie sich, ob es in Ihren Gedanken und Gefühlen oder in Ihren aktuellen Lebensumständen etwas gibt, das Sie an Ihre körperlichen Beschwerden erinnert. Wenn Sie beispielsweise Gelenkbeschwerden haben, die Sie körperlich einschränken, können Sie sich fragen, ob Sie sich auch in Ihrem Leben, in Ihrem Alltag eingeschränkt fühlen. Wenn Sie unter Herzrasen leiden, können Sie sich fragen, was Sie in Ihrem Alltag erregt. Leiden Sie unter Depressionen, können Sie darüber nachdenken, an welchen Herausforderungen Sie verzweifeln. Lassen Sie sich Zeit, um zu schauen, was da möglicherweise in Ihrem Inneren auftaucht.

Wenn Sie etwas gefunden haben, das Sie belastet – einen ungelösten Konflikt, eine schwierige Lebenssituation –, sodass Sie einen Zusammenhang zu Ihren seelischen oder körperlichen Problemen sehen, dann konzentrieren Sie sich auf diese Belastung zusammen mit Ihren Beschwerden.

Und nun denken Sie darüber nach, welche Veränderungen in Ihrem Leben, welche Veränderungen Ihrer Gefühle und Gedanken, welcher Abbau von Belastungen Ihnen vielleicht helfen könnte, Ihr Leben angenehmer, glücklicher zu gestalten. Was könnten Sie tun, um sich wieder besser zu fühlen?

Wenn Ihnen etwas einfällt, was helfen könnte, Ihre Belastungen zu reduzieren, stellen Sie sich die Auswirkungen dieser Veränderungen auf Ihr Leben vor. Lassen Sie die Vorstellung, wie es sich anfühlen würde, wenn Sie diese Veränderungen umgesetzt haben, so intensiv wie möglich in Ihrem Inneren auftauchen.

Und schließlich prüfen Sie, ob sich Ihre Vorstellungen von den Veränderungen in Ihrem Leben auch auf Ihre Beschwerden auswirken. Wie nehmen Sie Ihren Körper oder Ihre Stimmung wahr, wenn Sie sich vorstellen, etwas bei sich selbst, in Ihren Gefühlen, Ihren Einstellungen oder in Ihrer Lebensführung verändert zu haben? Lassen Sie sich Zeit, um sich gut in diese neue Perspektive hineinfühlen zu können.

Sollten sich jetzt bereits gute Gefühle oder wohltuende Körperwahrnehmungen einstellen, dann versuchen Sie, diesen angenehmen Zustand zu genießen.

2 Wege zu einem zufriedenen Leben trotz Krankheit

Wir können eine Menge tun, um ein zufriedenes Leben zu führen, trotz körperlicher oder seelischer Beschwerden. Machen Sie sich bewusst: Sie haben eine Krankheit, aber Sie sind nicht Ihre Krankheit. Es gibt so viel mehr, was Sie ausmacht. Wenn Sie die Bereiche Ihres Lebens stärken, die Ihnen wichtig sind, die Ihnen Freude bereiten und die Ihrem Leben Sinn geben, dann schaffen Sie es, Ihren Alltag nicht von Ihrer Krankheit bestimmen zu lassen. Es gibt viele Möglichkeiten, sich gegen krankheitsbedingte Beschwerden zur Wehr zu setzen. Ich schlage Ihnen hier Wege vor, die Ihnen helfen können, ein sinnerfülltes Leben zu führen.

2.1 Glauben Sie nicht, selbst schuld zu sein an Ihrer Krankheit

> *„Wir können und sollten die Ansicht vertreten, dass wir einerseits keine Schuld an den Krankheiten haben, die uns treffen, und dass wir gleichzeitig mehr Macht haben, als uns bewusst ist, wenn es um ihre Heilung geht“ (Jeffrey Rediger, 2020, S. 482).*

Oft höre ich, dass wir doch selbst schuld sind, wenn wir krank werden. „Kein Wunder, dass der etwas am Magen hat. Der ernährt sich doch nur von Konserven. Und das Bier fließt auch reichlich.“ So oder so ähnlich lauten dann die Kommentare. Umgekehrt stoße ich immer wieder auf große Verblüffung, wenn eine Krankheit jemanden trifft, der offenbar sehr gesund gelebt hat. Gerade passierte es mir wieder. Zufällig traf ich einen Freund, der von Georg, einem gemeinsamen Bekannten, gehört hat, dass der einen Herzinfarkt hatte. Verblüfft wurde ich gefragt: „Wie kann denn das sein? Der hat doch so gesund gelebt, viel Sport getrieben und stets darauf geachtet, Stress zu vermeiden." Ja, wie kann das sein? Was ich über Georg weiß:

BEISPIEL

Georg ist 53 Jahre alt und führt ein zufriedenes Leben. Seine Arbeit als Bibliothekar in einer staatlichen Bibliothek macht ihm Spaß. Finanziell ist er abgesichert. Seine beiden erwachsenen Kinder sind aus dem Haus. Der Kontakt zu ihnen ist sehr gut. Viel Freude machen ihm seine beiden Enkelkinder, mit denen er oft unterwegs ist. Ehrenamtlich arbeitet Georg als Fußballtrainer im Jugendbereich und freut sich, dass sein Enkelsohn bald dabei sein wird. Mit seiner Frau unternimmt er viel. Sie lieben das Theater und das Kino. Mit gemeinsamen Freunden verbringen sie entspannte Urlaube. Von ernsthaften Krankheiten ist Georg bisher verschont geblieben. Als er plötzlich starke Schmerzen im Brustbereich bekommt, glaubt er zunächst an eine harmlose Erklärung. Muskelverspannungen könnten es sein. Vorsichtshalber geht er dann aber doch zu seinem Hausarzt. Der schickt ihn sofort in die Klinik. Georg hat einen Herzinfarkt. Damit ist nicht zu spaßen.

Warum ist Georg krank geworden? Diese Frage stelle ich mir auch. Auch ich möchte gern glauben, dass wir unsere Gesundheit selbst in der Hand haben. Aber leider gibt es keine Garantie dafür, gesund zu bleiben. Auch nicht, wenn wir uns an das halten, was uns gebetsmühlenartig immer wieder nahegelegt wird: Gesunde Ernährung, viel Bewegung, gute soziale Kontakte und möglichst wenig Stress.

Natürlich können wir selbst viel dazu beitragen, gesund zu bleiben. Bewegung, gesundes Essen, wenig Stress sind sicherlich hilfreich. Nur gibt es leider keine Sicherheit. Georg führt ein gesundes Leben und bekommt trotzdem einen Herzinfarkt. Wer wollte behaupten, dass er selbst daran schuld ist.

Die Schriftstellerin Juli Zeh hat einen Roman geschrieben, in dem die Vorstellung, selbst für seine Gesundheit verantwortlich zu sein, auf die Spitze getrieben wird.

Die Therapiekarten zum Krokodil-Buch!

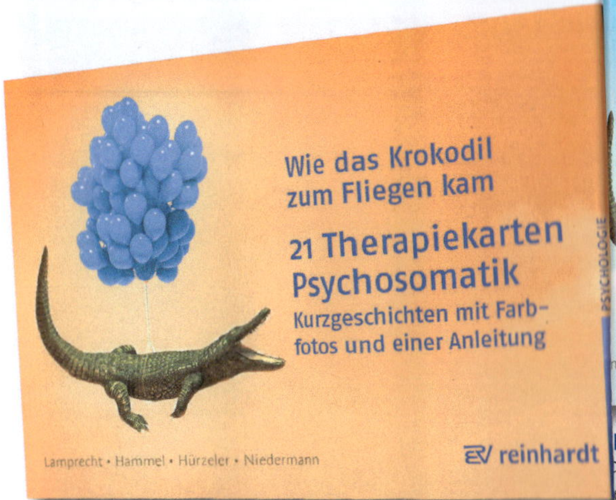

21 Therapiekarten: Psychosomatik
Kurzgeschichten mit Farbfotos und einer Anleitung.
2020. 25 Seiten. Therapiekarten farbig. DIN A6.
(978-3-497-02934-1) lsb
€ [D] 24,90 / € [A] 25,60

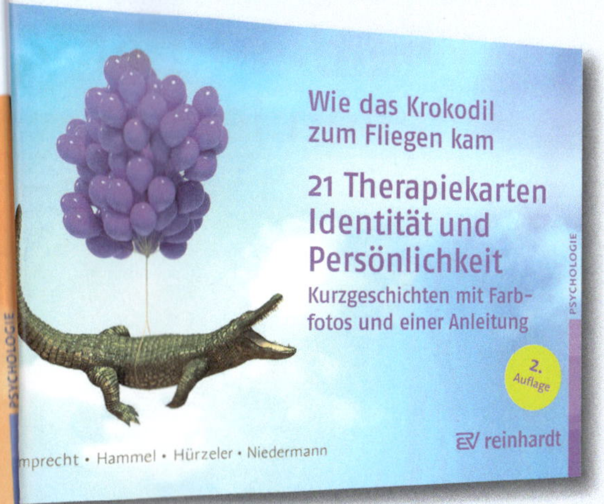

piekarten: Identität und Persönlichkeit
chichten mit Farbfotos und einer Anleitung
e 2018. 25 Seiten. Therapiekarten farbig. DIN A6.
)7-02771-2) lsb
o / € [A] 25,60

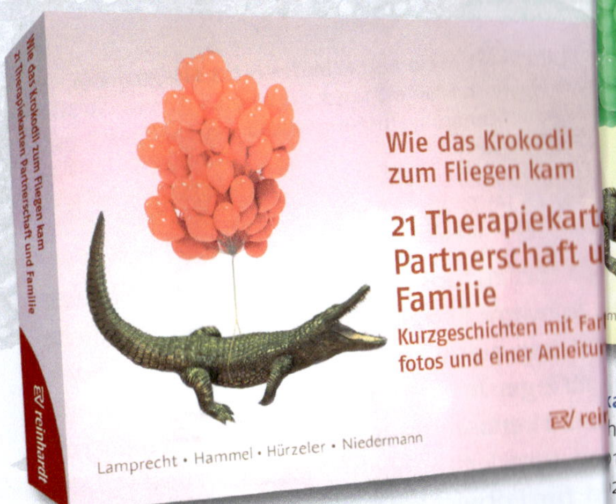

21 Therapiekarten: Partnerschaft und Familie
Kurzgeschichten mit Farbfotos und einer Anleitung
2018. 25 Seiten. Therapiekarten farbig. DIN A6.
(978-3-497-02774-3) lsb
€ [D] 24,90 / € [A] 25,60

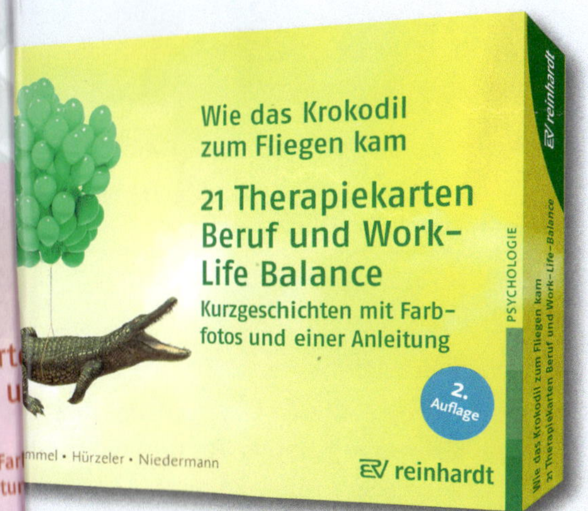

karten: Beruf und Work-Life-Balance
hten mit Farbfotos und einer Anleitung
18. 25 Seiten. Therapiekarten farbig. DIN A6.
2830-6) lsb
€ [A] 25,60

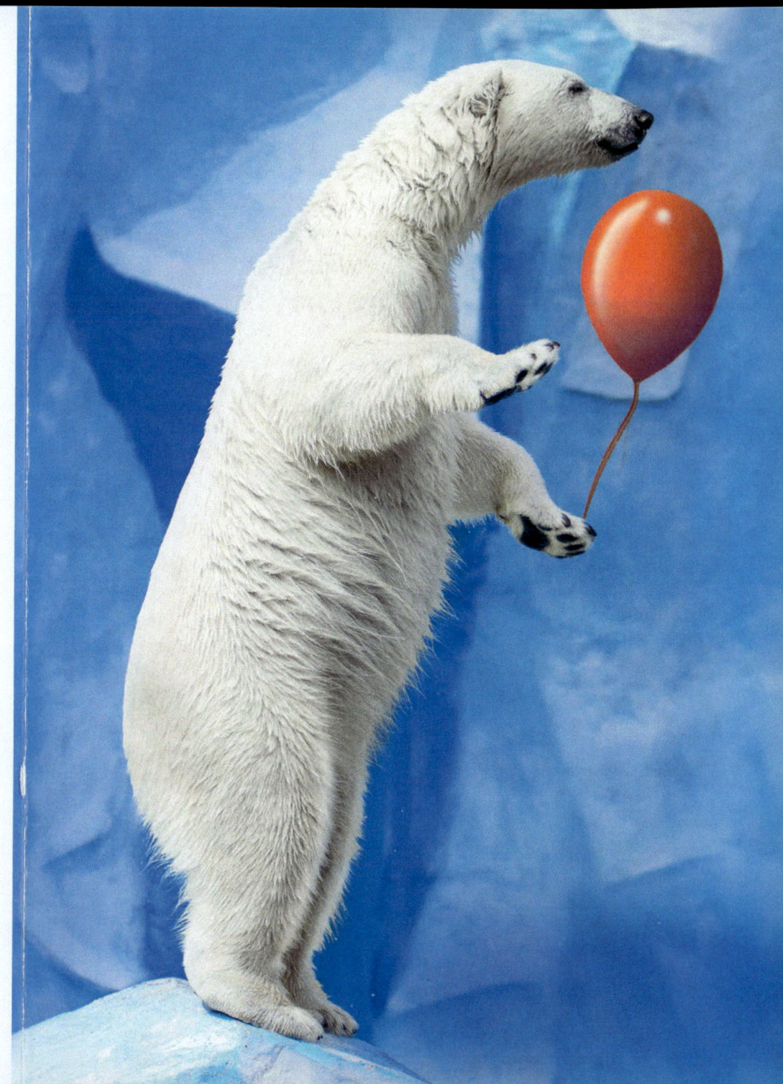

Tierisch gute Therapiegeschichten

reinhardt
www.reinhardt-verlag.de

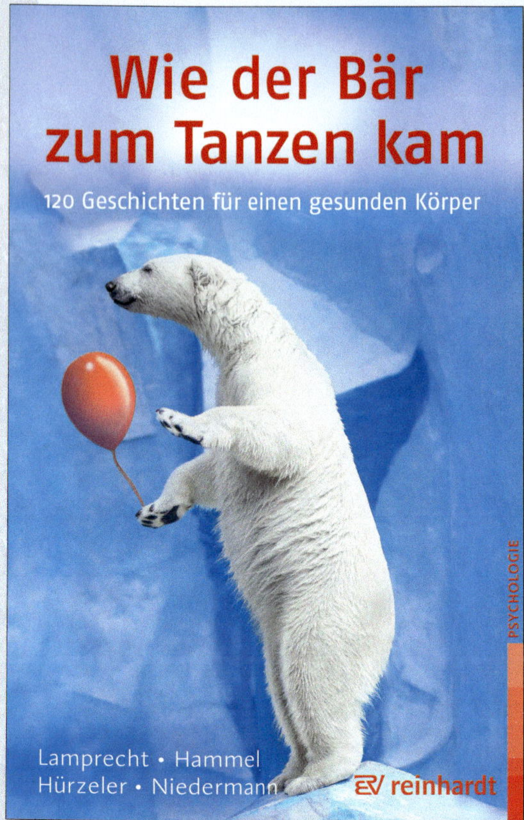

K. Lamprecht / St. Hammel / A. Hürzeler / M. Niedermann
Wie der Bär zum Tanzen kam
120 Geschichten für einen gesunden Körper
2018. 157 Seiten.
(978-3-497-02775-0) kt
€ [D] 16,90 / € [A] 17,40
Auch als eBook erhältlich

Dieses Buch versammelt therapeutische Geschichten, die Aufmerksamkeit und Gedanken in eine neue Richtung lenken. Dadurch unterstützen sie Heilprozesse des Körpers. Mit Märchen, Alltagsanekdoten mit ungewöhnlichen Pointen, Entspannungsanleitungen und Imaginationen lassen die therapeutischen Geschichten die Leser:innen und Hörer:innen wie in einer Trance positive Veränderungen erkennen und erleben. So können quälende Leiden gemildert und Symptome abgeschwächt werden.

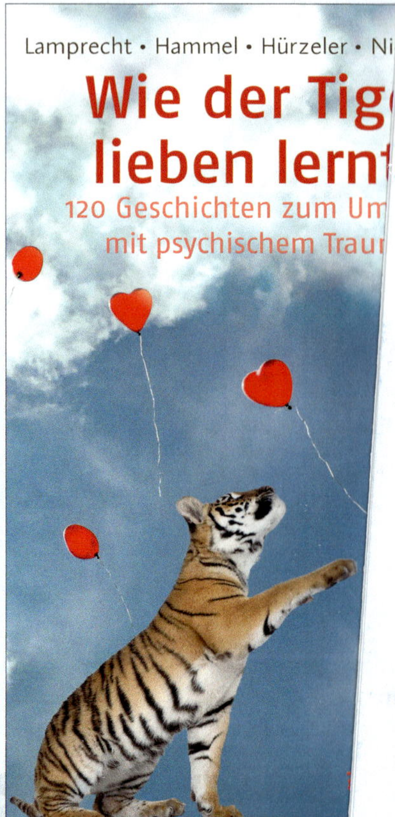

K. Lamprecht / St. Hammel / A. Hürzele
Wie der Tiger lieben lernte
120 Geschichten zum Umgang mit p
2. Auflage 2024. 190 Seiten.
(978-3-497-03017-0) kt
€ [D] 22,- / € [A] 22,70
Auch als eBook erhältlich

Traumatisierte Menschen sp
men Erfahrungen häufig ab,
tigt zu werden. Hier könn
Geschichten einen Zugang s
gene Blockaden lösen. Eiskal
beim langsamen Auftauen, b
gut anfühlen können. Das B
befreiten Rucksacks lässt
bar werden. Jede Geschicht
Anregungen für den therap

Bestellschein

Ich bestelle aus dem Ernst Reinhardt Verlag
Postfach 20 07 65 | 80007 München

.... Ex. ....

.... Ex. ....

.... Ex. ....

....
Name, Vorname

....
Firma / Institution

....
E-Mail (ca. alle 2 Monate den Reinhardt-Newsletter zu aktuellen Neuerscheinungen und Neuauflagen kostenlos erhalten, jederzeit per Fax oder Mail abbestellbar)

Es gelten die AGB des Verlags, die ich mit meiner Unterschrift anerkenne.

....
Straße

....
PLZ, Ort

Datum, Unterschrift: ✗..

Therapiegeschichten 26-5

Einfach und bequem direkt beim Verlag bestellen:
Fax: +49 (0) 89 / 17 80 16 - 30
Tel.: +49 (0) 89 / 17 80 16 - 0
E-Mail: info@reinhardt-verlag.de

Ich erhalte die Bücher portofrei (max. 6 Werktage) innerhalb Deutschlands, nach Belgien, Österreich, Luxemburg sowie in die Niederlande und in die Schweiz. Mir ist bekannt, dass ich diese Bestellung innerhalb von zwei Wochen nach Einsendung dieses Bestellscheins beim Verlag schriftlich widerrufen kann. Zur Wahrung der Frist genügt das Datum des Poststempels. Unsere AGB: www.reinhardt-verlag.de/agb. Auf Wunsch schicken wir Ihnen die AGB gerne zu. Alle Preise inkl. gesetzl. MwSt. Preisirrtum und -änderungen vorbehalten.

DATENSCHUTZ & INFORMATIONSPFLICHT:
Ernst Reinhardt GmbH & Co KG, 80639 München, verarbeitet Name, Vorname, Adresse, E-Mail des Käufers zum Zweck der Zustellung der Ware und für Marketingzwecke. Rechtsgrundlage: Kaufvertrag bzw. Interessensabwägung, um Ware oder Informationen zuzusenden. Wir speichern Ihre Daten und geben sie zur Bestellabwicklung an Vertragspartner (z.B. Brockhaus Commission) weiter, ggf. auch an die utb GmbH zu Marketingzwecken. Keine Übermittlung in Drittländer. Datenspeicherungsdauer entsprechend gesetzlicher Aufbewahrungsfristen. Als Käufer haben Sie das Recht auf Auskunft, Berichtigung, Löschung („Vergessenwerden"), Einschränkung der Verarbeitung sowie ein Widerspruchsrecht, Recht auf Datenportabilität und Recht auf Widerruf einer Einwilligung. Nehmen Sie in diesen Fällen z.B. über E-Mail an info@reinhardt-verlag.de Kontakt zu uns auf. Stellen Sie die Daten nicht bereit, ist eine Kaufabwicklung nicht möglich. Ihnen steht ein Beschwerderecht bei einer Aufsichtsbehörde zu. Unseren Datenschutzbeauftragten erreichen Sie unter dsb@reinhardt-verlag.de.

BEISPIEL

In dem Roman „Corpus Delicti“ (Zeh, 2018) wird ein fiktiver Staat beschrieben, in dem jeder Bürger die Pflicht hat, seinen Körper gesund zu erhalten. Blutwerte, Kalorienverbrauch, Stoffwechsel unterliegen ständiger staatlicher Kontrolle. Es gibt die Pflicht zu sportlichen Aktivitäten, Rauchen und Alkohol sind verboten. Krankheit wird ausschließlich als das Ergebnis fehlender Gesunderhaltung des Körpers gesehen. Das Ziel der Methoden zur Überprüfung des Körpers ist, dass jeder Mensch ein gesundes, glückliches Leben führen kann, frei von Krankheit, Schmerz und Leid. Zuwiderhandlungen gegen die Pflicht zur Erhaltung der Gesundheit werden strafrechtlich verfolgt. Tritt eine Krankheit auf, liegt die Schuld bei dem Menschen selbst, der sich nicht gut genug um seinen Körper gekümmert hat.

Kehren wir in die Gegenwart zurück. Auch wenn wir nicht in einem Staat leben, in dem wir verpflichtet sind, unseren Körper ständig zu überprüfen, neigen viele von uns zu der Überzeugung, selbst schuld zu sein, wenn sie krank werden. Auch wenn wir sehr wohl wissen, dass das nicht immer stimmt. Auch Menschen, die nie geraucht haben, können ein Lungenkarzinom bekommen. Und selbst ein glückliches Leben schützt nicht immer vor einem Herzinfarkt.

Wir sind alle von dem Wunsch getrieben, die Kontrolle über unser Leben zu behalten. Dass das Schicksal uns etwas beschert, gegen das wir nichts unternehmen können, verunsichert uns zutiefst. Wir möchten, dass der Schaden, ob körperlich oder seelisch, dingfest gemacht werden kann. Und natürlich soll er rasch wieder behoben werden.

In weiten Bereichen der Medizin werden wir in dieser Haltung unterstützt. Man geht davon aus, dass zwar nicht alles, aber doch sehr vieles machbar ist. Der Medizinethiker Giovanni Maio (2014, S. 204) spricht von einem „Machbarkeitswahn“ in der Medizin. Natürlich ist es gut, dass die naturwissenschaftlich-technisch hochgerüstete Medizin heute Krankheiten heilen kann, an denen wir vor Kurzem noch gestorben wären. Dass Krankheit aber auch Schicksal sein kann, wird meistens ausgeklammert. Wiederholte, intensive Vorsorgemaßnahmen sollen überprüfen, ob der Körper gesund ist.

Entsteht doch mal ein körperliches Leid, dann sollen wir mithilfe der Technik davon befreit werden. Alterungsprozesse werden mit Hormongaben und modernen medizinischen Techniken gestoppt. Kurzum, es entsteht der Eindruck, dass es die Medizin schon richten wird. Wir laden Schuld auf uns, wenn wir die angebotenen Maßnahmen nicht nutzen.

Die Psychotherapie ist von all dem nicht weit entfernt. Ich denke, auch dort herrscht eine Form von Machbarkeitswahn. Oft glauben auch Psychotherapeut:innen, fast alles heilen zu können. Ich bekomme dieses Gefühl immer, wenn ich gängige Broschüren über die Behandlungsmöglichkeiten seelischer Erkrankungen lese. Manchmal werden dort auch körperliche Krankheiten miteinbezogen. Dann wird angenommen, dass über die Seele der Körper geheilt werden kann. Eine Patientin, die an Lupus erythematodes, einer schweren Autoimmunkrankheit, litt, erzählte mir, eine Psychotherapeutin habe ihr erklärt, sie habe die Krankheit nur bekommen, weil sie Gefühle wie Wut und Ärger nicht aus sich herauslassen könne. Sobald sie dazu in der Lage wäre, und genau das sollte sie in der Therapie lernen, würde die Krankheit wieder verschwinden. Der Patientin wurde also gesagt, selbst schuld an ihrer Krankheit zu sein. Mit dieser Einschätzung ging es ihr verständlicherweise zunehmend schlechter.

Auf die Spitze getrieben wird diese Haltung von Vertreter:innen spiritueller Bewegungen. In dem millionenfach verkauften Buch von Louise Hay (1989) werden Gedanken und Gefühle als zentrale Ursache selbst für schwere körperliche Leiden wie Arthritis oder Krebs genannt. Kranken wird suggeriert, dass sie nur ihre Gedanken und Gefühle ändern müssen. Das soll reichen, um wieder gesund zu werden. Die verheerenden Auswirkungen solcher Versprechungen konnte ich einmal bei einer Bekannten erleben, die mir erzählte, an einem Seminar teilgenommen zu haben, das sich auf die Vorstellungen von Louise Hay konzentrierte. Ihr sei jetzt klargeworden, meinte sie weinend, dass sie einfach nicht in der Lage sei, ihre Gedanken und Gefühle zu ändern. Sie schaffe das nicht. Nur deshalb sei sie krank geworden. (Sie hatte Bauchspeicheldrüsenkrebs.) Sie gab sich an ihrer schweren Erkrankung selbst die Schuld. Die verheerenden Auswirkungen auf ihren Gemütszustand können Sie sich vermutlich vorstellen.

Die Auffassung, dass seelische Probleme auch im Zusammenhang mit körperlichen Krankheiten stehen können, hat natürlich ihre Berechtigung. Sie darf nur nicht in dieser überspitzten, verabsolutierenden Form daherkommen. Ängste, Depressionen, überhaupt ungute Gefühle und Stress schwächen nachweislich das Immunsystem, sodass sich Krankheiten darauf aufbauend entwickeln können. Aber nicht jede:r mit seelischen Konflikten wird körperlich krank. Einen direkten Zusammenhang zwischen einer bestimmten Krankheit und einem Leben, in dem ungute Gedanken und Stress vorherrschen, gibt es nicht. Die Seele hat auch einen Anteil am körperlichen Leid, aber eben nur einen Anteil. Allein verantwortlich ist sie nicht.

Die Schuldzuweisung kann sogar zu einer Verschlimmerung der Krankheit führen. Der Gedanke, selbst schuld zu sein, kann körperliche Auswirkungen haben. Negative Stimmungen bewirken, dass Stresshormone den Körper überfluten. Davon ist nicht nur das Immunsystem betroffen. Sämtliche Organe können Schaden nehmen. Leicht kommt es dann sogar zu einer Verschlimmerung der Krankheit.

Ich möchte an dieser Stelle die Psychotherapeutin Irmhild Harbach-Dietz zitieren, die mit Krebspatient:innen gearbeitet hat und mit 42 Jahren selbst eine Krebsdiagnose erhielt. Sie beschreibt ihre Gedanken in der ersten Zeit nach der Diagnose, in der ihre Schuldgefühle überwogen.

> *„Mir selbst gingen in der ersten Zeit nach der Krebsdiagnose immer wieder die Sätze durch den Kopf: Du hast es versiebt. Du hast dein Leben in den Sand gesetzt. Erst später wurde mir klar, welche Anmaßung hinter dieser Art des Denkens steckt. In dieser Logik würde es bedeuten: Wenn ich alles richtig mache, kann ich nicht krank werden – welch eine omnipotente Vorstellung! Bei solchen Allmachtsgedanken vergessen oder leugnen wir, dass Krankheit zum Leben dazu gehört" (Harbach-Dietz, 2012, S. 28f.).*

Und noch etwas ist wichtig: Wenn wir nach der persönlichen Schuld fragen, muss stets bedacht werden, dass wir in ein gesellschaftliches Milieu, in eine Familie hineingeboren werden, die uns prägt. Wissenschaftler:innen haben festgestellt, dass eine wenig liebevolle Betreuung in der Kindheit uns anfälliger macht für seelische und körperliche Krankheiten. Schlimme biografische Erfahrungen verändern auch die Aktivität der Gene, die mit der Regulation von Stress im Zusammenhang stehen, sodass belastende Erlebnisse im Erwachsenenalter schlechter abgewehrt werden können. Auch das führt dazu, dass Krankheiten sich ungehinderter entfalten können. Studien belegen diesen Zusammenhang, dass Menschen, die in ihrer Kindheit Belastungen ausgesetzt waren, als Erwachsene ein erhöhtes Risiko zur Ausbildung nicht nur seelischer, sondern auch körperlicher Krankheiten haben (Felitti et al., 1998). Für all das können wir nichts.

Nicht selten treffen uns auch schicksalhafte Ereignisse, deren Auswirkungen meist lange nachwirken. Ich meine damit den Tod eines geliebten Menschen oder schwere Unfälle und Überfälle mit seelischer oder körperlicher Gewalt, wo von Schuld sicher nicht zu sprechen ist. Sicherlich gibt es auch hier Möglichkeiten, die Belastungen zu überwinden. Aber meistens braucht es viel Zeit. Und der Weg, mit der schlimmen Erfahrung fertig zu werden, verläuft selten geradlinig. Ich erinnere mich noch gut an meinen Patienten Klaus, der sehr verzweifelt in meine Praxis kam.

BEISPIEL

Der 60-jährige Klaus hat sein einziges Kind durch einen Verkehrsunfall verloren. Der Unfall liegt nun bereits zwei Jahre zurück, aber an seinem Seelenzustand hat sich bisher kaum etwas verändert. Er kann den Verlust nicht verwinden und sieht keinen Sinn mehr in seinem Leben. Aus einer vorangegangenen Psychotherapie hat er das Gefühl mitgenommen, selbst schuld daran zu sein, seine Trauer nicht loslassen zu können. Wirklich helfen kann ich ihm auch nicht. Der Tod ist ein schlimmer Schicksalsschlag. Alle Versuche von mir, den Fokus auf andere Lebensbereiche zu legen – auf seine durchaus befriedigende Arbeit, auf die offenbar glückliche Kindheit, die er als Vater dem Sohn geschenkt hat, auf seine gute Ehe –, schlagen fehl. Mein Mitgefühl mit ihm ist groß. Ich verstehe, dass nichts und niemand ihm wirklich helfen kann. Ich kann aber mein Mitleiden und mein Mitgefühl über seinen Verlust zum Ausdruck bringen und versuchen, ihn so gut es mir möglich ist zu trösten. Wir verbringen dann doch recht viele Stunden miteinander. Zum Ende der Therapie sagt er, meine Anteilnahme und mein Eingeständnis, dass es eben Schicksalsschläge gibt, die das Leben mit sich bringt, die schwer zu überwinden sind, hätten ihm geholfen. Er habe begriffen, dass er persönlich keine Schuld trägt, wenn er unter dem Verlust des Sohnes immer noch leidet. Mit dieser Erkenntnis ist er dann doch in der Lage, das Leben wieder etwas mehr zu genießen. Gespräche mit seiner Frau und befriedigende Arbeitsbeziehungen nehmen wieder einen größeren Stellenwert ein.

Wer wollte bestreiten, dass es Schicksalsschläge gibt, wie den Tod eines geliebten Menschen, die kaum zu überwinden sind. Schuldzuweisungen sind dann das Letzte, was die Betroffenen gebrauchen können. Wenn Sie Schlimmes erlebt haben, brauchen Sie zuerst einmal Trost. Auf diesem Wege kann es gelingen, dass Sie wieder Kraft schöpfen, die Sie dringend für Ihren weiteren Lebensweg brauchen. Suchen Sie den Kontakt zu Menschen, die Ihnen liebevoll begegnen, die Sie trösten, die Ihnen guttun.

Trost können Sie sich aber auch selbst spenden. Wenn Sie fürsorglich und liebevoll mit sich selbst umgehen, wirkt sich das nachweislich positiv auf Ihr Wohlbefinden aus (Breines et al., 2014).

Manchmal gelingt es auch, aus der schlimmen Erfahrung Kraft zu entwickeln, um anderen Menschen in ähnlicher Situation zu helfen. Vor Kurzem las ich, dass Eltern, deren Kind Selbstmord begangen hatte, ein Start-up gegründet haben, um seelisch kranken Jugendlichen Unterstützung anzubieten. Aus der Trauer entwickelten sich der Impuls und die Energie, etwas für andere zu tun und damit das eigene Leben wieder als sinnstiftend zu erleben (Bartz, 2024).

Was denken Sie, nachdem Sie das gelesen haben? Können Sie akzeptieren, dass Krankheiten zum Leben dazugehören? Oder glauben Sie, dass letztendlich die meisten Beschwerden doch zu heilen sein werden, insbesondere mithilfe medizinischer Techniken? Neigen Sie dazu, sich selbst die Schuld oder zumindest eine Mitschuld zu geben an Ihrer Erkrankung? Was für ein Gefühl ist das, wenn Sie sich selbst beschuldigen? Konnten Sie beobachten, dass es Ihnen dann immer schlechter geht? Und wie geht es Ihnen umgekehrt, wenn Sie Trost erfahren von einem Menschen, der Ihnen wohlgesonnen ist? Tut Ihnen das gut? Gewinnen Sie daraus Kraft? Fühlen Sie sich dann besser?

Wenn Ihnen liebevolle Zuwendung hilft, dann versuchen Sie doch einmal, liebevoll mit sich selbst umzugehen. Versuchen Sie, sich selbst zu trösten, jetzt, da Sie krank sind. Die folgende Übung kann Ihnen dabei helfen.

Übung: Selbstzuwendung (angeregt von Luise Reddemann, 2006)
Überlegen Sie doch einmal, was Sie sich jetzt, wo Sie krank sind, von anderen Menschen wünschen. Lassen Sie sich ruhig Zeit, um das herauszufinden.
Möglicherweise wünschen Sie sich mehr Zuwendung, mehr Freundlichkeit, mehr Liebe, mehr Unterstützung, mehr Trost. Was immer bei Ihnen jetzt auftaucht, nehmen Sie es achtsam wahr.
Und dann schauen Sie, was von dem, was Sie sich von anderen Menschen wünschen, Sie sich selbst geben. Wie gehen Sie mit sich selbst um? Wenn Sie sich beispielsweise ein liebevolleres Verhalten von anderen wünschen, dann fragen Sie sich doch einmal, ob Sie selbst liebevoll mit sich umgehen. Wenn Sie sich mehr Trost wünschen, dann prüfen Sie, ob Sie in der Lage sind, sich selbst zu trösten. Versuchen Sie das, was Sie gern von anderen Menschen bekommen würden, mit Ihrem Verhalten sich selbst gegenüber zu vergleichen.
Zu welchem Schluss kommen Sie dabei? Geben Sie sich selbst genug von dem, was Sie sich wünschen? Lassen Sie sich Zeit, um das herauszufinden.

Wenn Sie zu dem Schluss kommen sollten, sich selbst eher zu wenig zu geben, dann konzentrieren Sie sich auf das, was Sie glauben, dass Ihnen fehlt. Was möchten Sie sich selbst mehr geben? Vielleicht mehr Trost, mehr Freundlichkeit, mehr Achtsamkeit? Und nun stellen Sie sich vor, wie es wäre, wenn Sie sich selbst das geben würden, was Sie sich von anderen Menschen wünschen. Wie fühlt sich das an, wenn Sie liebevoller, achtsamer, sich selbst tröstend mit sich umgehen? Lassen Sie dieses Gefühl auf sich wirken.
Was spüren Sie körperlich und seelisch, wenn Sie in Ihrer Vorstellung liebevoller, einfühlsamer, unterstützender, mit mehr Selbstfürsorge mit sich umgehen? Hebt das Ihre Stimmung? Fühlen Sie sich körperlich wohler? Spüren Sie vielleicht wohltuende Wärme, eine entspannte Muskulatur, ruhiges Atmen? Wenn das so sein sollte, dann bleiben Sie noch eine Weile bei diesen angenehmen Vorstellungen und genießen Sie sie.

2.2 Übernehmen Sie Verantwortung für sich selbst

„Es kommt nicht darauf an, was man aus uns gemacht hat, sondern darauf, was wir aus dem machen, was man aus uns gemacht hat" (Jean Paul Sartre, 1965, S. 63).

Oft höre ich, dass andere Menschen schuld daran sind, wenn eine Krankheit ausbricht. So erzählte mir ein Patient, dass seine Frau ihm ständig widersprechen würde, überhaupt immer wieder einen Streit vom Zaun breche, und das habe seiner Meinung nach dazu geführt, dass er ein Magengeschwür bekommen hat. Ein anderer ist der festen Überzeugung, seine Hauterkrankung sei darauf zurückzuführen, dass seine Freundin sich von ihm getrennt hat. Eine Patientin führt ihre Herzerkrankung auf das Verhalten ihrer Arbeitskollegen zurück, die sie schlecht behandeln.

Nun gibt es viele Gründe, die uns das Leben schwermachen. Natürlich können uns Streitigkeiten, Trennungen oder bösartige Arbeitskolleg:innen stark belasten. Ob sie aber die Ursache für die Entstehung von Krankheiten sind, möchte ich bezweifeln. Unangenehmen Erfahrungen sind wir alle immer mal wieder ausgesetzt. Es liegt nicht in unserer Macht, das zu verhindern. Es gibt aber stets verschiedene Möglichkeiten, damit umzugehen. Wir können und müssen selbst entscheiden, wie wir darauf reagieren. Schuldzuweisungen helfen da nicht weiter. Schuldzuweisungen gehen mit Ärger, Wut und Ohnmachtsgefühlen einher. Lassen wir diese negativen Gefühle zu, dann leiden wir noch mehr als nötig – und das wirkt sich negativ auf uns aus. Die unguten Gefühle beeinflussen unser Nerven- und Immunsystem. Das kann sogar dazu führen, dass sich unser seelischer und körperlicher Zustand noch verschlimmert.

Ausgenommen sind hier natürlich Erlebnisse, die uns von anderen zugefügt wurden und die wir als traumatisch bezeichnen müssen. Gewalterfahrungen, sexueller Missbrauch, Überfälle und Unfälle mit belastenden körperlichen und seelischen Folgen sind Erfahrungen, die in der Regel krankmachen. Wir tragen dafür keine Verantwortung. Und ohne psychotherapeutische Hilfe lernen wir kaum, die Belastungen zu begrenzen.

Darum geht es hier aber nicht. Gemeint sind die uns allen bekannten Ungerechtigkeiten oder Böswilligkeiten, die andere uns zufügen und über die wir oft nicht locker hinwegkommen. Manchmal braucht es Zeit, bis wir uns davon erholen. Wir sollten aber nicht daran hängen bleiben. Entscheiden Sie selbst, wie Sie damit umgehen. Ziehen Sie Ihre eigenen Schlüsse. Nur Sie selbst haben es in der Hand. Nur Sie haben die Macht, etwas für sich zu tun – auch wenn die Möglichkeiten auf den ersten Blick gering erscheinen.

BEISPIEL

So wie bei Ulrike, die wegen depressiver Verstimmungen zu mir kommt. Ihrer Meinung nach ist es ihre belastende Arbeitssituation, die zu ihrer Krankheit geführt hat. Die 40-Jährige arbeitet in einer Werbeagentur. Sie erzählt, ihre ganze Energie in die Arbeit gesteckt zu haben. Sonderaufträge, Überstunden, Zusatzaufgaben für den Chef habe sie stets klaglos übernommen. Sie habe sich regelrecht aufgerieben für ihre Arbeit. Als dann eine höher dotierte Stelle zu vergeben war, habe man sie einfach übergangen. Ein Kollege, der ihrer Meinung nach ihr leistungsmäßig weit unterlegen ist, habe die Stelle bekommen. Sie sei dann zum Chef gegangen, um sich zu beschweren. Von ihm sei sie noch zusätzlich beleidigt worden, indem er ihr zu verstehen gab, allein durch Fleiß beweise man seine Leistungsfähigkeit nicht. Ulrike ist empört. Wut, Ohnmacht und Hilflosigkeit lassen sie nicht mehr los. Ihre trübe Stimmung belastet nicht nur ihre Arbeit; ihr Leben insgesamt wird nun von Traurigkeit überschattet.

Wir besprechen, was sie machen kann. Wenn sie der festen Überzeugung ist, es auf ihrer Arbeitsstelle nicht mehr aushalten zu können, warum sucht sie sich nicht etwas Neues? Daran hat sie schon gedacht. Angebote für ihren Arbeitsbereich gibt es. Aber ein Wechsel ist für sie mit Unannehmlichkeiten und Risiken verbunden. Sie hat eine Eigentumswohnung ganz in der Nähe und genießt es, einen kurzen Weg zur Arbeit zu haben. Auch ist ihr Gehalt recht hoch. Sie befürchtet, sich finanziell zu verschlechtern. Und zusätzlich hat sie Angst, erneut schlecht behandelt zu werden. „Das weiß man doch im Voraus nicht“, sagt sie zu mir. „So unbefriedigend die Situation auch für mich ist, ich habe mich jetzt von allem zurückgezogen und werde auch weitgehend ignoriert. Wer weiß, was mich woanders erwartet.“

Wir besprechen, wie ihre Chancen stehen, sich auf ihrer Arbeitsstelle wieder wohlzufühlen. „Da kann ich mir nichts Gutes mehr vorstellen“, sagt sie. Und was könnte ihr durch einen Arbeitsplatzwechsel passieren?, frage ich nach. Könnte die Chance bestehen, dass sie sich wieder besser fühlt? „Vielleicht“, sagt sie, „zumindest kann ich es nicht ausschließen.“ Und die negativen Seiten, der längere Arbeitsweg, vielleicht auch ein möglicherweise zu Beginn etwas geringeres Gehalt erscheinen ihr plötzlich doch nicht mehr so ausschlaggebend. Ich frage weiter, was sie denkt, wie sie sich in naher Zukunft fühlen wird, wenn sie in ihrer jetzigen Firma bleibt. „Ich werde mir übelnehmen, nichts Neues versucht zu haben.“ Diese spontane Reaktion geht mit der Erkenntnis einher, selbst aktiv werden zu müssen, damit sie sich nicht später die Schuld geben muss, das Wagnis einer Veränderung nicht eingegangen zu sein. Ulrike fühlt sich belebt. Sie spürt, dass der Gedanke, selbst etwas zu verändern, mit guten Gefühlen einhergeht. Ihre depressiven Verstimmungen tauchen seltener auf.

Das Heft in die Hand nehmen, selbst etwas tun, gibt Lebenskraft – während Gefühle von Ohnmacht und Hilflosigkeit schwächen und körperliche und seelische Störungen verstärken.

Die Möglichkeit, Verantwortung für uns selbst zu übernehmen, besteht immer. Selbst am Ende des Lebens scheint es noch möglich zu sein. In dem Roman „Der Tod des Iwan Iljitsch" erzählt Leo Tolstoi (2024) von einem Kranken, der in der letzten Phase seines Lebens erkennt, was er selbst noch tun kann, und davon profitiert.

BEISPIEL

Bei dem Romanhelden, dem 45-jährigen Richter Iwan Iljitsch, bricht eine rätselhafte Krankheit aus. Der Kranke ist voller Wut auf seine Mitmenschen. Seine Frau und seine Tochter zeigen wenig Mitgefühl mit ihm. Er hat den Eindruck, ihnen nur lästig zu sein, ihrem geselligen, fröhlichen Treiben im Wege zu stehen. Seine Ärzte demonstrieren ihm gegenüber eine pompöse Wichtigkeit und Überlegenheit, während sie zugleich seine Fragen nach der Gefährlichkeit der Krankheit unbeantwortet lassen. Er hat das Gefühl, dass diese Lieblosigkeit ihn tötet.
In der letzten Phase seiner Krankheit erkennt er, dass er sich zeitlebens genauso lieblos und überheblich verhalten hat wie jetzt seine Mitmenschen ihm gegenüber. Auch er war ohne Gefühl für das Leid anderer und demonstrierte in seinem Beruf Macht und Überlegenheit. Mit dem Gedanken, schlecht gelebt zu haben, will er nicht sterben. Er will sein Verhalten auch jetzt noch ändern. Statt Zorn gegenüber seinen Mitmenschen zu fühlen, bringt er ihnen nun Mitgefühl entgegen. Er sieht erstmals das Leiden seiner Frau. Auch die Tränen seines kleinen Sohnes rühren ihn. Und er empfindet Dankbarkeit gegenüber seinem Diener, der ihn die ganze Zeit einfühlsam und selbstlos gepflegt hat. Mit diesem guten Gefühl, doch noch das getan zu haben, was ihm richtig erscheint, stirbt er schließlich friedlich, mit sich selbst ausgesöhnt.

Meine Patientin Ulrike übernimmt Verantwortung für sich selbst, indem sie nicht weiter wie bisher andere beschuldigt, an ihrem Leiden schuld zu sein, sondern selbst aktiv wird. Tolstoi lässt seinen Romanhelden noch am Ende seines Lebens erkennen, dass er sein bisheriges Leben nicht selbstbestimmt gelebt hat, dass er dies aber immer noch ändern kann. Die Übernahme von Verantwortung tut beiden gut. Ulrikes depressive Verstimmung geht zurück und Tolstois Protagonist stirbt mit sich selbst ausgesöhnt.

Was denken Sie, nachdem Sie das gelesen haben? Haben Sie auch schon mal anderen die Schuld daran gegeben, dass Sie krank geworden sind? Und dabei Wut, Ärger und Hilflosigkeit gespürt? Hat Ihnen das gutgetan? Hat es Ihr seelisches und körperliches Befinden verbessert? Oder ging es Ihnen damit noch schlechter als zuvor? Und kennen Sie das Gefühl, wenn Sie selbst es sind, der oder die etwas verändert? Wenn Sie für sich selbst Verantwortung tragen und selbstbestimmt handeln? Vielleicht endlich das tun, was Sie für richtig halten? Fühlen Sie sich dann besser? Fühlen Sie sich möglicherweise dann auch körperlich wohler?

Die folgende Übung kann Ihnen vielleicht helfen zu erkennen, ob Sie mehr Verantwortung übernehmen möchten.

Übung: Verantwortung übernehmen
Haben Sie schon einmal gedacht, andere Menschen seien schuld an Ihrer Krankheit, an Ihren Beschwerden? Haben Sie sich schon mal als Opfer gefühlt? Und wie ging es Ihnen damit? Waren Sie wütend, hilflos, einsam? Was hat Ihnen geholfen, um aus der schlechten Gefühlslage wieder herauszufinden? Sind Sie selbst aktiv geworden? War das hilfreich?

Fühlen Sie sich zurzeit als Opfer? Denken Sie, dass andere Menschen oder eine negative Situation schuld an Ihren Beschwerden oder an der Verschlimmerung Ihrer Beschwerden sind? Dann fragen Sie sich, was Sie selbst tun können, damit es Ihnen wieder besser geht.
Wenn Ihnen etwas einfällt, was Sie selbst tun können, dann achten Sie darauf, wie sich das anfühlt. Fühlen Sie sich dann besser? Erleben Sie mehr Mut, Kraft oder Wohlbefinden? Spüren Sie auch in Ihren Körper hinein. Nehmen Sie dort Veränderungen wahr? Vielleicht mehr Lockerheit oder Zuversicht? Wenn gute Stimmungen und Körpergefühle auftreten mit dem Gedanken, mehr Eigenverantwortung zu übernehmen, dann bleiben Sie eine Weile dabei und genießen Sie sie.

2.3 Finden Sie einen Sinn im Leben

„Hat man sein Warum? Des Lebens, so verträgt man sich fast mit jedem Wie?" (Friedrich Nietzsche, 1888, Sprüche und Pfeile, Nr.12).

Können Sie sagen, was der Sinn Ihres Lebens ist? Wenn ich meinen Patient:innen diese Frage stelle, schaue ich in der Regel auf erstaunte Gesichter. Was soll denn das? Der Sinn des Lebens? Ist das nicht ein bisschen hochgegriffen? Nicht jeder kann ein Einstein oder eine Mutter Teresa sein. Unter „Sinn des Lebens" wird meist etwas Herausragendes, eine besondere Leistung verstanden. So ist das aber gar nicht gemeint. Wir erleben unser Leben als sinnvoll, wenn wir mit uns im Reinen sind. Wenn wir das, was uns wichtig ist, gut meistern. Wenn wir die Aufgaben, die das Leben an uns stellt, mit Zufriedenheit erfüllen. Wenn wir nichts Wesentliches zu bereuen haben.

„Was ist der Sinn des Lebens?", fragt Viktor Frankl. Und er antwortet: „Das nun, was jeweils auf uns wartet, diese ‚konkrete Forderung der Stunde' […]" (Frankl, 2021, S. 38). Was kann das sein, diese konkrete Forderung der Stunde? Frankl schreibt, das Spektrum sei groß und könne nur individuell beantwortet werden. Das kann die Fürsorge für einen anderen Menschen sein. Oder die Vollendung einer Aufgabe in der Arbeit, im künstlerischen oder wissenschaftlichen Bereich. Auch im Engagement auf einem sozialen oder pädagogischen Feld kann der Sinn des Lebens gefunden werden. Und in der Liebe. Selbst zu lieben und geliebt zu werden, kann lebenserfüllend sein. Überhaupt gehört zum Sinn des Lebens alles, was das Leben kostbar und lebenswert macht. Dazu zählt auch der Genuss, wenn wir Musik hören, Bücher lesen, Kunstwerke betrachten.

Einen Sinn im Leben zu haben, ist wichtig. Wenn wir wissen, warum wir leben, können wir uns gegen Krankheiten besser zur Wehr setzen. Wenn wir unser Leben aber als sinnlos empfinden, werden wir mutlos und traurig. Dann fehlen der Wille und die Kraft, Krankheiten wirkungsvoll zu bekämpfen.

Thomas Mann (1991) beschreibt in seinem Roman „Der Zauberberg", wie der Vater seines Romanhelden, Hans Hermann Castorp, an einer Lungenentzündung stirbt, weil er keinen Sinn in seinem Leben mehr sieht. Ihm fehlt die Kraft, sich gegen die Krankheit zur Wehr zu setzen.

BEISPIEL

Hans Hermann Castorp verliert seine heiß geliebte Frau. Sie stirbt während der Schwangerschaft. Über ihren Tod kommt er nicht hinweg. Er hat mit seiner Frau das Liebste in seinem Leben verloren. Ihr Verlust lässt ihn verzweifeln. Ein Leben ohne sie ist für ihn sinnlos, und er sieht keine Zukunft mehr für sich. Schließlich erkrankt er an einer Lungenentzündung, von der er sich nicht mehr erholt. Er stirbt an der Krankheit, weil ihm die Kraft fehlt, ihr noch etwas entgegenzusetzen.

Eine andere Geschichte wird von dem Schriftsteller Franz Werfel (2022) in seinem Roman „Der Tod des Kleinbürgers" erzählt. Sein Romanheld Karl Fiala findet einen Sinn im Leben selbst noch in der Todesphase. Er überlebt seine schwere Erkrankung weitaus länger, als medizinisch zu erwarten war, weil er noch eine Lebensaufgabe zu erfüllen hat.

BEISPIEL

Karl Fiala lebt in ärmlichen Verhältnissen. Er möchte, dass seine Familie nach seinem Tod finanziell abgesichert ist. Besonders sein behinderter Sohn liegt ihm am Herzen. Unter gar keinen Umständen soll der unter Epilepsie Leidende in eine Anstalt kommen. Darum schließt er eine Lebensversicherung ab, die der Familie nach seinem Tod zugutekommen soll. Als er dann mit hohem Fieber ins Krankenhaus kommt und eine doppelseitige Lungenentzündung und eine Entzündung des Rippenfells festgestellt werden, können ihm die Ärzte nicht mehr helfen. Sie geben ihn auf und er bekommt die Sterbesakramente. Aber Fiala stirbt nicht, entgegen allen medizinischen Voraussagen. Er hat erfahren, dass die Lebensversicherung nur an seine Familie ausgezahlt wird, wenn er das 65. Lebensjahr vollendet hat. Das ist aber noch nicht der Fall. Im Krankenhaus ist er eine Sensation. Die Ärzte können sich nicht erklären, warum der seit Langem Totgeglaubte immer weiterlebt. Der Tod tritt erst zwei Tage nach seinem 65. Geburtstag ein. Mit dem hinausgezögerten Tod erfüllt sich für Fiala sein Lebenssinn, seine Familie finanziell abzusichern.

Dass jemand nicht stirbt, weil noch etwas Wichtiges ansteht, das noch getan oder erlebt werden muss, scheint gar nicht so selten vorzukommen. Vor Kurzem erzählte mir ein Freund, ein weit entfernt wohnender Onkel, zu dem er ein besonders liebevolles Verhältnis hatte, sei erst gestorben, nachdem er ihn, den Neffen, noch einmal sehen konnte. Seine Tante hatte ihm erzählt, der Todkranke habe gesagt, er könne nicht sterben, ohne zuvor noch einmal den Neffen zu treffen.

Manchmal führt der Ausbruch einer Krankheit auch erst dazu, sich darüber Gedanken zu machen, was im Leben wirklich wichtig ist. So war es bei Anette, einer 41-jährigen Büroangestellten.

Anette leidet unter einer Arthritis, die mit starken Schmerzen in den Gelenken einhergeht. Sie fürchtet, bald körperlich eingeschränkt zu sein. In ihrer Fantasie sieht sie sich bereits schwer

BEISPIEL

behindert. „Was für einen Sinn hat mein Leben als Behinderte?“, klagt sie. Ich bitte sie, sich nicht auf ihre Befürchtungen zu konzentrieren, sondern auf das, was ihr im Leben wichtig ist. Das kann sie spontan sagen. „Das Wichtigste im Leben ist meine dreijährige Tochter. Ich muss für sie da sein, mich um sie kümmern.“ Ich frage sie, wie das gehen soll, wenn ihr das Leben sinnlos erscheint. Anette wird bewusst, dass sie gerade der Tochter wegen alles tun muss, um ein zufriedenes Leben zu führen. Und es ist die Liebe zur Tochter, die sie Kraft schöpfen lässt, gegen ihre Beschwerden anzukämpfen. Sie erkennt, selbst wenn sich ihre Befürchtungen bewahrheiten sollten und ihre Krankheit einen schlimmen Verlauf nehmen sollte, an der Liebe, die sie der Tochter schenken kann, ändert sich dadurch nichts. Der Tochter zuliebe will sie alles tun, um so gut wie möglich für sie sorgen zu können.

Anette ist nun motiviert, gegen ihre Beschwerden anzukämpfen. Die Übungen, die ihr die Physiotherapeutin empfohlen hat, macht sie nun täglich, auch wenn das anstrengend ist. Und sie fragt mich, was sie darüber hinaus noch tun kann. Ihre Motivation, an sich zu arbeiten, ist mit dem Bewusstsein, einen Sinn im Leben zu haben, gestiegen.

Zuerst einmal rate ich ihr, sich nicht auf den Schmerz zu konzentrieren und sich stattdessen mit etwas anderem zu beschäftigen, am besten mit etwas Schönem. Denn die Konzentration auf den Schmerz verstärkt den Schmerz. Setzen wir ihm aber etwas Angenehmes entgegen, dann blockt unser Gehirn die Schmerzreize ab. Wir leiden dann weniger.

Ich erzähle Anette auch, dass Wissenschaftler:innen herausgefunden haben, dass Gelenkbeschwerden, die den Körper in seinen Bewegungsmöglichkeiten einschränken, oft mit dem Gefühl einhergehen, auch insgesamt im Leben eingeschränkt zu sein. Werden die Beschränkungen im Leben beseitigt, kann sich auch der Körper oft wieder besser erholen. Anette denkt darüber nach. Sie fragt sich, ob es Einschränkungen in ihrem Leben gibt. Sie sieht einige. Im Beruf fühlt sie sich oft übergangen, von ihren Eltern erfährt sie kaum Hilfe, stattdessen erheben sie Ansprüche. Einschränkungen des Körpers stehen neben Einschränkungen in ihrem Leben. Anette beschließt, dass es einen Versuch wert ist, sowohl im Beruf als auch gegenüber den Eltern mehr für sich selbst einzutreten. Das geht mit einem guten Gefühl einher. Auch so schöpft sie Kraft, sich auf das zu konzentrieren, was für sie wichtig ist im Leben.

Anette hat ihren Sinn im Leben in der Fürsorge für ihre Tochter gefunden. Jammern und Klagen über ihre körperlichen Einschränkungen kommen kaum noch vor. Sie weiß, dass sie ihre ganze Kraft dafür aufwenden muss, für ihre Tochter da zu sein. Egal wie sich die Krankheit entwickeln wird, sie steht nicht mehr im Mittelpunkt ihres Lebens.

Für viele Menschen ist es gar nicht einfach, einen Sinn im Leben zu finden. Oft stellt sich erst einmal Ratlosigkeit ein, wenn ich danach frage. Ich habe aber immer wieder die Erfahrung gemacht, dass sich durch intensives Nachdenken über das eigene Leben ein Sinn herauskristallisiert. Manchmal handelt es sich dabei um längst vergessene Handlungen aus der Vergangenheit, die einen neuen Blick auf die Gegenwart ermöglichen. So war es bei Sigrid.

BEISPIEL

Sigrid, eine 65-jährige Rentnerin, leidet unter Ängsten. Die Ängste hindern sie daran, mit öffentlichen Verkehrsmitteln zu fahren. Auch Besuche im Restaurant, Kino oder Theater meidet sie. Darüber hinaus hat sie das Gefühl, im Leben nichts geleistet zu haben. „Mein Leben ist sinnlos", klagt sie. „Für nichts und niemanden bin ich wichtig. Nichts habe ich bewirkt. Und jetzt bin ich zu alt, um noch etwas zu ändern." Keinen Lebenssinn zu haben, lässt sie resignieren. Sie bringt nicht die Kraft auf, ihre Ängste zu bekämpfen. Dann kommt es aber anders. Zufällig trifft sie eine frühere Nachbarin. Die junge Frau, Sigrid hat sie zuerst gar nicht erkannt, hat als Kind mit ihren Eltern für kurze Zeit im gleichen Haus gewohnt. Sie begrüßt Sigrid voller Freude. „Wissen Sie noch", sagt sie, „Sie haben mich gerettet. Sie waren der einzige Mensch, der damals das Jugendamt eingeschaltet hat. Viele haben mitbekommen, wie ich brutal von meinem Vater verprügelt wurde. Aber nur Sie haben sich gekümmert. Ich bin dann in eine Pflegefamilie gekommen, wo es mir gut ging. Schön, Sie zu treffen. Ich bin Ihnen unendlich dankbar." Diese Begegnung beschäftigt Sigrid sehr. Sie hat also doch etwas Gutes bewirkt. Sie hat das Leben eines Kindes gerettet. Sie gewinnt wieder mehr Zuversicht und findet nun die Kraft, an ihren Ängsten zu arbeiten.

So wie bei Sigrid kann ein Sinn im Leben oft durch den Blick auf die Vergangenheit gefunden werden. So erfuhr ich von einer Patientin, dass ein Kindheitserlebnis für ihren Lebensweg von zentraler Bedeutung war.

BEISPIEL

Lara erinnert sich noch lebhaft daran, wie sie als Zehnjährige einen verletzten Vogel auf der Straße gefunden hat und ihn nach Hause transportierte. Ihre Eltern hatten sich zuerst gesträubt, das Tier zu behalten, um es wieder gesund zu pflegen. Sie habe aber nicht nachgelassen mit ihrer Bitte. Schließlich gaben die Eltern nach, konsultierten einen Tierarzt, und sie pflegte den Vogel wieder gesund. „Das war ein tolles Gefühl", sagt sie zu mir. „Wie wichtig es ist, sich um Tiere zu kümmern, habe ich damals erkannt." Als sie vor einigen Jahren in einer Lebenskrise steckte, sie litt ständig unter Kopfschmerzen, erinnerte sie sich wieder an dieses frühe Erlebnis und an die Kraft, die sie daraus geschöpft hatte, dem kranken Tier zu helfen. Heute arbeitet sie ehrenamtlich im Zoo. Sie sagt, diese Tätigkeit gibt ihrem Leben Sinn.

Lebenssinn kann aber auch ganz anders daherkommen. Ein Patient, der als Kind sehr belastet war, weil er in einer Familie mit einer schizophrenen Mutter und einem ständig abwesenden Vater aufwuchs, erlebte zufällig während eines Konzertbesuchs mit der Schulklasse, welcher Genuss durch die Musik bei ihm hervorgerufen wurde.

BEISPIEL

„Es war so“, erzählte er mir, „als hätte jemand einen Schalter umgelegt. War ich zuvor selbstunsicher und depressiv, konnte ich plötzlich fühlen, was das Leben lebenswert macht.“ Dieses Erlebnis hatte weitreichende Folgen. „Hätte ich nicht die Möglichkeit, Musik zu genießen, würden mich heute meine Rückenschmerzen, die auch mithilfe von Medikamenten kaum zu beseitigen sind, am Leben verzweifeln lassen. Dieser erlebte Musikgenuss in der Kindheit hat mir einen Weg gezeigt, dass es etwas gibt, das ich genießen kann, trotz der Schmerzen.“ Als ich ihn nach dem Sinn des Lebens fragte, antwortete er, ohne zu zögern: „Wenn ich im Konzertsaal sitze und meine Lieblingssinfonie höre, weiß ich, warum ich lebe.“

Aber auch Tätigkeiten, die wir in der Zukunft unbedingt erfüllen wollen, von denen wir denken, dass sie getan werden müssen und dass nur wir dazu in der Lage sind, geben dem Leben Sinn. Gewinnen wir Kraft aus Zukunftsvorstellungen, können wir uns gegenüber Krankheiten und Beschwerden besser zur Wehr setzen. Wir wissen dann, wofür wir weiterleben wollen.

Viktor Frankl berichtet von einer Zukunftsvision, die ihm half, seine extremen Schmerzen zu ertragen. Frankl verbrachte viele Jahre in deutschen Konzentrationslagern. Er berichtet, was ihm geholfen hat, seine Schmerzen zu erdulden, ohne daran zu verzweifeln. Wie er es geschafft hat, sich nicht seinem Leiden hinzugeben, sondern Kraft schöpfte und Widerstand aufbaute, um für ein besseres Leben in der Zukunft zu überleben.

Frankl beschreibt seine Gedanken, während er unter starken Schmerzen auf dem Weg vom Konzentrationslager zum Arbeitsplatz läuft.

BEISPIEL

„Fast weinend vor Schmerzen in den wunden Füßen, die in offenen Schuhen staken, im grimmigen Frost und eisigen Gegenwind humpelte ich […] vom Lager zum Arbeitsplatz. Da gebrauchte ich einen Trick: Plötzlich sehe ich mich selber in einem hell erleuchteten, schönen und warmen, großen Vortragssaal am Rednerpult stehen, vor mir ein interessiert lauschendes Publikum in gemütlichen Polstersitzen – und ich spreche; spreche und halte einen Vortrag über die Psychologie des Konzentrationslagers! [...] Und mit diesem Trick gelingt es mir, mich irgendwie über die Situation, über die Gegenwart und über ihr Leid zu stellen [...]" (Frankl 2009, S. 113).

Es sind die Freuden der Zukunft, die Viktor Frankl hier heraufbeschwört, um das Leid der Gegenwart zu überstehen. Er hat eine Aufgabe, nämlich der Nachwelt von den unerträglichen Qualen des Konzentrationslagers zu berichten. Das will er als Betroffener unbedingt noch erledigen. Seine Zukunftsvision hilft ihm, das Lager mit seinen extremen körperlichen und seelischen Schmerzen zu überstehen.

Oft höre ich, dass es schon einleuchtet, dass ein Sinn im Leben helfen kann, damit Krankheiten nicht das Leben bestimmen. Oder dass ein Sinn im Leben sogar dazu beitragen kann, Krankheiten zu überwinden. Aber was kann getan werden, wenn kein Sinn gefunden wird? Gerade in der Hektik des Alltags stellt sich die Frage nach dem Sinn des Lebens eher selten.

Der bekannte Psychotherapeut Irvin Yalom empfiehlt, sich die Frage zu stellen, was wir konkret tun würden, wenn wir wüssten, dass unser Leben jetzt zu Ende wäre (Yalom 2010a, S. 13). Das ist eine sehr gute Frage, weil sie uns damit konfrontiert, wie wir wirklich leben wollen. Sie können ja mal darüber nachdenken, vielleicht fällt Ihnen etwas ein. Etwas, das Sie schon immer tun wollten, aber aus welchen Gründen auch immer nicht getan haben. Oder etwas, was Sie sich gewünscht, aber sich nicht zu tun getraut haben.

Darüber hinaus regt Yalom an, uns zu fragen, ob wir denken, unser eigenes Potenzial, unsere Möglichkeiten und Fähigkeiten in unserem Leben, wirklich ausgeschöpft zu haben (Yalom, 2010a, S. 321 ff). Denn in diesem Potenzial ist auch Lebenssinn verkörpert. Nutzen wir es nicht, ist der Sinn des Lebens verfehlt. Yalom spricht in diesem Zusammenhang von ungelebtem Leben, das wir keinesfalls zurücklassen sollen.

Ich erlebe oft Menschen, die bedauern, etwas nicht getan zu haben, was ihnen am Herzen liegt. Meistens werden Gründe angeführt, warum sich das nicht realisieren ließ. Krankheiten können manchmal zu der Erkenntnis führen, das bisher nicht Gelebte, was immer es auch ist, doch noch leben zu wollen. So war es bei dem 60-jährigen Mario.

BEISPIEL

Mario hat eine schwere Lungenerkrankung und muss damit rechnen, bald zu sterben. Er wird berentet und ist froh, seinen ungeliebten Job als Informatiker nun endlich los zu sein. Seinen drei Kindern zuliebe hat er seinen Beruf nie aufgegeben, dreißig Jahre lang nicht. Das gute Gehalt und der Wunsch, den Kindern etwas zu bieten, haben dazu geführt, auszuharren. Eigentlich hat er aber immer einen anderen Berufswunsch gehabt. Sein Traum war es stets, als Erzieher zu arbeiten. Er stammt aus einer Familie, in der es ihm nicht gut gegangen ist. Sein Vater war Alkoholiker, der seine Mutter schlug und ihn, den einzigen Sohn, demütigte. Hätte er im Schulhort nicht einen Erzieher gehabt, der ihn nicht nur schulisch förderte, sondern ihm auch viel Zuneigung entgegenbrachte, wäre er, da war er sich ganz sicher, im Leben krachend gescheitert. Aber das Gehalt eines Erziehers, sagt er bedauernd, sei so gering, dass er eben nicht mit dem ungeliebten Beruf des Informatikers aufhören konnte. „Und jetzt?“, frage ich ihn. „Gibt es jetzt vielleicht noch die Möglichkeit, dass Sie sich diesen Wunsch erfüllen können? Sie müssen ja nicht mehr für Geld arbeiten.“ Nach anfänglicher Irritation über meinen Vorschlag lässt ihn der Gedanke, doch noch seinen Lebenstraum zu erfüllen, nicht mehr los. Er nimmt all seinen Mut zusammen und fragt in einem Freizeitclub für Kinder nach, ob man ihn dort brauchen kann. Er will ehrenamtlich helfen. Das darf er. Und er blüht regelrecht auf in seiner neuen Tätigkeit.

Jahre später sehe ich ihn wieder. Er sieht vital und gesund aus. Seine schwere Krankheit ist nicht verschwunden, aber er lebt nun weit über die ihm prognostizierte Lebenszeit hinaus und führt ein zufriedenes Leben.

Was denken Sie jetzt, nachdem Sie das gelesen haben? Haben Sie einen Sinn im Leben? Wissen Sie, warum Sie leben? Für eine Arbeit, die Ihnen wichtig ist, oder eine Tätigkeit, von der Sie überzeugt sind, dass Sie etwas Gutes tun? Brennen Sie für das, was Sie tun? Finden Sie im Genuss zu sich selbst? In der Musik, in der Kunst oder wo auch immer? Denken Sie, dass Sie noch eine wichtige Aufgabe in der Zukunft zu erfüllen haben? Gibt es etwas, was Sie in der Vergangenheit getan haben, das heute noch Ihr Leben mit Sinn erfüllt? Lebenssinn findet sich oft im Alltäglichen – in dem, was Ihnen jetzt wichtig ist. Auch, was Sie gut gemeistert haben oder was Ihnen als in der Zukunft liegende Aufgabe wichtig ist.

Wenn es Ihnen schwerfällt, einen Sinn in Ihrem Leben zu finden, versuchen Sie es doch mal mit der folgenden Übung. Sie basiert auf Irvin Yaloms Frage, was Sie konkret tun würden, wenn Ihr Leben jetzt zu Ende wäre.

Übung: Wenn Ihr Leben jetzt zu Ende wäre

Wenn Sie wüssten, dass Ihr Leben jetzt zu Ende wäre, was würden Sie dann tun? Und was würden Sie lassen? Was wäre Ihnen dann noch wichtig? Ihre Arbeit? Erfolg? Anerkennung? Die Vollendung einer Tätigkeit im künstlerischen oder sozialen Bereich oder wo auch immer? Liebe? Freundschaft? Zeit für sich selbst? Oder etwas ganz anderes? Was würde für Sie an erster Stelle stehen?

Fragen Sie sich, wofür Sie jetzt Ihre Zeit nutzen. Ist der Zeitaufwand, gemessen an dem, was Ihnen das Wichtigste im Leben ist, angemessen? Wenn das nicht der Fall ist, dann schauen Sie, wie Sie das verändern können.

Stellen Sie sich vor, Sie würden den Großteil Ihrer Zeit für das nutzen, was Ihnen am Herzen liegt, was Ihnen am Wichtigsten ist. Wie fühlt sich das an? Prüfen Sie die Wirkung dieser Vorstellung auf Ihren Körper und auf Ihre Stimmung. Wenn Sie ein gutes Gefühl dabei haben, dann genießen Sie es. Und versuchen Sie, das, was Ihnen das Wichtigste im Leben ist, Schritt für Schritt in Ihrem Alltag umzusetzen.

2.4 Führen Sie liebevolle Beziehungen

„Was heilt, ist die Beziehung" (Irvin Yalom, 2010a, S. 464).

Kommt Ihnen das bekannt vor? Ein kleines Kind weint heftig, weil es gestürzt ist und sich das Knie blutig geschlagen hat. Die Mutter kommt rasch, nimmt es in den Arm und spricht tröstende Worte. Und schon geht es dem Kind wieder besser. Der Schmerz scheint wie weggeblasen.

Von Erwachsenen höre ich oft, wie schön es doch war, wenn man als krankes Kind zu Hause verwöhnt wurde. Das tat gut. Die Krankheit war dann oft gar nicht mehr so schlimm. Schön war es, die liebevolle Fürsorge von Mutter oder Vater zu spüren.

Liebe kann heilen, Schmerzen und Beschwerden vergessen lassen. Kinder wissen das. Sie haben noch einen unmittelbaren Zugang dazu.

Aus der Psychotherapieforschung ist bekannt, dass der wichtigste Heilfaktor eine liebevolle Beziehung der Psychotherapeut:innen zu ihren Patient:innen ist. Also nicht Techniken oder Deutungen stehen an erster Stelle, sondern die warme, herzliche Beziehung. Ähnliches ist auch über die Heilung körperlicher Krankheiten bekannt. Menschen, die einen Arzt oder eine Ärztin haben, der sie vertrauen und der oder die ihnen mit menschlicher Wärme begegnet, werden im Vergleich zu denen, deren Behandlung neutral, ohne Beziehungsangebot verläuft, leichter wieder gesund. „Ich bin zu der Überzeugung gelangt", schreibt der Arzt Bernie Siegel, „dass diese Beziehung am Ende wichtiger ist als jede Medizin oder jede andere Prozedur" (Siegel, 2018, S. 61).

Ich denke, das gilt auch außerhalb medizinischer und psychologischer Behandlungen. Auch im realen Leben tragen liebevolle Beziehungen viel dazu bei, dass Körper und Seele wieder gesund werden. Oder wenn das nicht möglich ist, dass Leiden und Schmerz nicht das Leben bestimmen.

Die Schriftstellerin Helga Schubert hat ein Buch geschrieben, in dem sie über die Pflege ihres geliebten Mannes spricht. Die über 80-Jährige beschreibt darin, wie ihr Alltag mit ihrem über 90-jährigen schwer behinderten, nur noch palliativ zu versorgenden Mann aussieht. Es ist berührend, wie sie über ihre Liebe zueinander spricht. Vermutlich ist es die Liebe, die den schwer Behinderten am Leben hält. Und ihm trotz der körperlichen und geistigen Einschränkungen noch viel Lebensfreude schenkt. Aber die Liebe, die die Frau ihrem kranken Mann gegenüber empfindet, ist auch heilsam für sie selbst. Und wenn es stimmt, dass Liebe und Verbundenheit für beide, für die Liebe Schenkende und für den Liebe Erhaltenden, gleichermaßen gesundheitsfördernd sind, dann profitiert der kranke Mann gleichermaßen wie die pflegende Frau davon. Helga Schubert beschreibt ihr Liebesverhältnis auch genau so.

> *„Jede Sekunde mit dir ist ein Diamant, sagt Derden [der Ehemann] zu mir und umarmt mich, als ich morgens in sein Zimmer und an sein Pflegebett komme. Wir sind seit 58 Jahren zusammen. Zwei alte Liebesleute. […] Ich liebe ihn sehr" (Schubert, 2023, S. 7).*

Dass sowohl Lieben als auch Geliebtwerden eine große Freude ist, hat bereits Goethe in seinem Gedicht „Willkommen und Abschied" beschrieben: „Und doch welch Glück, geliebt zu werden, und lieben, Götter, welch ein Glück."

Wissenschaftliche Untersuchungen verweisen dann auch darauf, dass liebevolle Beziehungen gesundheitsfördernd sind. Liebe kann heilende Kräfte in Gang setzen. So konnte herausgefunden werden, dass herzkranke Männer, die in einem warmherzigen Umfeld leben, große Chancen haben, keinen weiteren Herzinfarkt zu erleben (Rosengren et al., 2004). Männer bekommen auch seltener ein Zwölffingerdarmgeschwür, wenn sie von ihrer Frau geliebt werden. Werden sie hingegen nicht geliebt, dann entwickelt sich das Geschwür deutlich häufiger, selbst dann, wenn gesundheitliche Risikofaktoren fehlen. Für Frauen konnte festgestellt werden, dass sie seltener unter grippalen Infekten, Magenverstimmungen oder Blasenentzündungen leiden, wenn sie von ihrem Mann liebevoll behandelt werden. Und die Überlebenschancen von Frauen mit Brustkrebs sind größer, wenn sie einen liebevollen Partner an ihrer Seite haben (zit. n. Bartens, 2010, S. 48 f.).

Wie wichtig die Liebe selbst in der letzten Phase des Lebens sein kann, wird in dem Roman „Das späte Leben" von Bernhard Schlink beschrieben. Martin, der Romanheld, spürt, wie die Liebe, die er seinem Sohn schenkt, nicht nur für diesen wichtig ist, sondern auch für ihn selbst. Das Wissen, dem Sohn Liebe geschenkt zu haben, lässt Martin gelassener dem Lebensende entgegensehen.

BEISPIEL

Der 76-jährige Martin hat Bauchspeicheldrüsenkrebs und wahrscheinlich nur noch wenige Wochen zu leben. Im hohen Alter hat er mit seiner 40 Jahre jüngeren Frau noch einen Sohn bekommen, der jetzt sechs Jahre alt ist. Martin denkt lange darüber nach, was er seinem Sohn fürs Leben mitgeben kann. Woran soll der sich nach dem Tod des Vaters erinnern? Martin möchte etwas für ihn tun, über den Tod hinaus. Er schreibt einen Brief, den sein Sohn lesen soll, wenn er älter ist. Über Liebe, Gerechtigkeit, Gott und andere wichtige Lebensthemen. Er möchte ihm den Sessel des unbekannten Urgroßvaters vermachen, der ihm, Martin, stets wichtig war. Er plant, für ihn einen Büchergutschein beim Buchhändler zu hinterlegen. Dann kommt ihm der Gedanke, dass das alles gar nicht wichtig ist. Ob der Sohn später Bücher lesen will oder sich am Sessel des Großvaters erfreut, kann Martin einfach nicht wissen. Wichtig für ihn, den Vater, ist, dass er ihm jetzt, in seiner noch verbleibenden Lebenszeit, eine liebevolle Beziehung schenkt. Das Gefühl der Liebe wird bleiben. Das ist das Wichtigste, was im Sohn fortleben wird. Mit dieser Erkenntnis fühlt sich auch der Kranke gestärkt, in der letzten Phase seines Lebens.

Die Liebe ist wichtig. Da verwundert es nicht, dass sie in den überlieferten Fällen von Spontanheilungen häufig als ausschlaggebender Faktor genannt wird, der zur Genesung geführt hat. Viele Betroffene, die ihre schwere Krankheit überwunden haben, bezeichnen die Liebe als den wichtigsten oder sogar den alleinigen Heilfaktor. In den Fallgeschichten von Spontanheilungen, die Rediger (2020) in seinem Buch „Geheilt" zusammengetragen hat, spielt die Liebe bei vielen eine herausragende Rolle. So auch bei Matt, einem jungen Mann, bei dem ein inoperabler Hirntumor festgestellt wurde.

BEISPIEL

Matt erfährt, dass er vermutlich nur noch drei Monate zu leben hat. Eine wirksame Behandlung für seinen Hirntumor gibt es nicht, nur Möglichkeiten, den Tod ein wenig hinauszuzögern. Matt nutzt sie alle, Chemotherapie, Radiochirurgie, Strahlentherapie. Nichts hilft. Stattdessen geht es ihm körperlich immer schlechter. Und da er sowieso keine Hoffnung auf Heilung hat, lediglich ein paar zusätzliche Monate an Lebenszeit sind ihm vorausgesagt worden, bricht er alle Behandlungen ab. Als ihm eine Bekannte ein brasilianisches Heilzentrum empfiehlt, von dem sie viel Gutes gehört hat, macht er sich dorthin auf den Weg. Er hat schließlich nichts mehr zu verlieren. Dort angekommen lernt er eine Frau kennen, die er als die Liebe seines Lebens bezeichnet. Die Liebe beruht auf Gegenseitigkeit. Die beiden verbringen viel Zeit miteinander. Matt beschließt, nicht mehr in seine Heimat zurückzukehren. Er bleibt in Brasilien, heiratet seine Liebste und bekommt mit ihr zwei Kinder. Und das, obwohl ihm die Ärzte nach der Strahlentherapie Zeugungsunfähigkeit vorausgesagt hatten. Lange Zeit lässt er sich nicht mehr medizinisch untersuchen. Wozu auch, es geht ihm gut. Als es dann 14 Jahre später doch noch zu einer Untersuchung kommt, ist der Tumor verschwunden. Matt ist fest davon überzeugt, dass ihn die Liebe zu seiner Frau geheilt hat (S. 253 ff).

Letztendlich lässt sich natürlich nicht beweisen, dass es die Liebe ist, die Matts Heilung herbeigeführt hat. Spontanheilungen lassen sich nicht endgültig aufklären. Sich darauf zu verlassen, dass Liebe heilen kann, wäre natürlich unsinnig. Sicher sagen kann man aber, dass die Liebe den Körper positiv beeinflusst. Liebesgefühle gehen mit einer hohen Ausschüttung von Glückshormonen und Oxytocin, dem Kuschelhormon, einher. Auf diesem Wege wird das Immunsystem stabilisiert. Das sind natürlich gute Voraussetzungen, um wieder gesund zu werden.

Dass Liebe der Gesundheit guttut, höre ich oft. So ist die Überzeugung weitverbreitet, dass Krankheiten durch die Liebe ein wenig von ihrem Schrecken verlieren können. Die Schmerzen und Beschwerden stehen dann nicht mehr im Mittelpunkt des Lebens. Die Krankheit verliert ihre lebensbestimmende Bedeutung. Das Leben kann dann auch mit bzw. trotz der Erkrankung noch gut gelebt werden.

So war es bei Iris, einer 60-jährigen Frau, die unter Arthrose litt. Ihre ständigen Rückenschmerzen ließen sie verzweifeln. Heute sind ihre Schmerzen zwar nicht gänzlich verschwunden, sie treten aber seltener auf und haben ihre lebensbestimmende Bedeutung verloren. Iris ist fest davon überzeugt, durch die Liebe ihres Mannes wieder in ein glückliches Leben zurückgefunden zu haben.

BEISPIEL

Über mehrere Wochen quälen Iris Rückenschmerzen. Tag für Tag sind sie da. Schließlich konsultiert sie einen Orthopäden. Der attestiert ihr eine Arthrose. Bei der Arthrose handelt es sich um einen Organschaden, der nicht heilbar ist. In ihrem Alter sei das nicht ungewöhnlich, sagt der Arzt. Iris bekommt Medikamente, die ihr auch helfen. Aber sobald sie die Arznei nicht mehr nimmt, kommen die Schmerzen zurück. Sie erhält zusätzlich Akupunktur und Massage. Beides hilft ihr nur wenig. Iris leidet sehr. Dieter, ihr Mann, kann es kaum noch mit ansehen, wie schlecht es seiner Liebsten geht. Iris ist eine lebhafte alte Dame, die sich gern bewegt, die Schwimmen und Fahrradfahren sehr liebt. Wegen ihrer Arthrose geht das aber nun nicht mehr. Da entschließt sich Dieter, beruflich kürzer zu treten, um mehr Zeit mit Iris zu verbringen. Er möchte ihr Gutes tun und sie aufmuntern. Damit hat Iris nicht gerechnet. Ihr Mann liebt seinen Beruf. Dass er ihr zuliebe weniger arbeitet, macht sie glücklich. Sie genießt das gute Gefühl, geliebt zu werden. Die beiden verbringen nun viel Zeit auf der Terrasse vor ihrem Haus. Nachmittags trinken sie Tee, abends Wein und sie lassen es sich gut gehen. Beide spüren, dass die Krankheit sie einander wieder nähergebracht hat. Iris geht es mit der Zeit immer besser. Ihre Schmerzen sind nicht verschwunden, aber sie treten seltener auf. Und sie haben nicht mehr die Bedeutung, die sie zuvor hatten. Ihre harmonische Liebesbeziehung steht nun im Mittelpunkt. Iris erzählt später, dass die Liebe ihres Mannes sie wieder in ein zufriedenes Leben zurückgeführt hat.

Es sind aber nicht nur die großen Gefühle wie die Liebe zu einem einzelnen Menschen, die Körper und Seele guttun. Untersuchungen zeigen, dass ein freundlicher Umgang mit unbekannten Menschen, also eher Zufallsbegegnungen, auch wohltuend ist (Fredrickson, 2011). Wer kennt das nicht, dass ein freundliches Lächeln im Vorübergehen, das uns ein fremder Mensch schenkt, unsere Stimmung hebt? Auch ein kleiner Plausch mit einer unbekannten Person ist wohltuend; genauso wie ein kurzes Gespräch mit einer Mutter über ihr kleines Kind. Diese flüchtigen Momente positiver Beziehungen führen dazu, dass es uns insgesamt besser geht. Auch sie können unser Wohlbefinden steigern und möglicherweise Heilungsprozesse in Gang setzen. Auch das habe ich erlebt.

BEISPIEL

Karin ist eine junge Frau, die unter Ängsten leidet. Sie fürchtet sich vor der Begegnung mit anderen Menschen. Bei einbrechender Dunkelheit geht sie nicht mehr aus dem Haus. Unsere Versuche, die Ängste abzubauen, bleiben weitgehend erfolglos. Karin fühlt sich kraftlos. Eines Tages erzählt sie mir von einem Erlebnis, über das sie sich freut. Beim Einkaufen im Supermarkt hat eine ihr unbekannte Frau ihre Bluse bewundert. „Was für ein schönes Teil“, soll sie gesagt haben. „Wo bekommt man denn so was?“ Meine Patientin ist selbst erstaunt darüber, dass sie sich ohne Scheu freundlich mit der Fremden unterhalten kann. Das Erlebnis ist ihr als Highlight des Tages im Gedächtnis geblieben.

Ich nutze dieses positive Erlebnis, um sie zu ermuntern, immer mal wieder auf der Straße, im Geschäft oder wo auch immer einem Menschen ein kurzes Lächeln zu schenken. Es fällt ihr schwer. Aber als sie es dann doch schafft, erlebt sie, dass ihr Lächeln erwidert wird. Das ruft ein angenehmes Gefühl hervor. Und sie schöpft Mut. Sie spürt, dass es ihr gefällt, locker im Kontakt mit anderen Menschen zu sein. Es hebt ihre Stimmung. Damit steigt auch ihre Bereitschaft, an ihren Ängsten zu arbeiten. Sie empfindet sie nun nicht mehr als unüberwindbar.

Karins Geschichte zeigt, dass eine freundliche Beziehung auch mit Menschen, die uns nicht nahestehen, Körper und Seele in einen guten Zustand versetzen kann. Das hilft uns, Mut und Kraft zu schöpfen, um unsere Probleme zu lösen. Von freundlichen Begegnungen und guten Beziehungen profitieren nicht nur die anderen, sondern auch wir selbst.

Was denken Sie jetzt, nachdem Sie das gelesen haben? Erleben Sie auch manchmal, dass es Ihnen besser geht, wenn Sie liebevoll behandelt werden? Mit freundlichen Worten, körperlichen Berührungen oder liebevollen Verhaltensweisen. Wenn jemand etwas Gutes für Sie tut, Sie zum Essen einlädt oder Sie zu einem schwierigen Termin begleitet, was auch immer. Kommt es vor, dass dann Ihre Schmerzen oder Beschwerden manchmal wie weggeblasen sind? Oder zumindest für eine kurze Zeit nicht mehr da sind? Und wie geht es Ihnen, wenn Sie selbst lieben? Steigert das auch Ihr eigenes Wohlbefinden? Und haben Sie auch schon mal erlebt, dass ein freundliches Gespräch mit einem Zufallsbekannten Sie in eine angenehme Stimmung versetzt? Dass sich bei Ihnen ein besseres Lebensgefühl einstellt?

Die folgende Übung kann Ihnen vielleicht helfen, Gefühle, die Sie einem geliebten Menschen entgegenbringen, bewusst wahrzunehmen und zu vertiefen.

Übung: Liebe intensivieren

Konzentrieren Sie sich auf den Menschen, den Sie lieben. Stellen Sie sich vor Ihrem geistigen Auge sein (ihr) Gesicht vor. So intensiv wie möglich. Nehmen Sie bei sich die guten Gefühle wahr, die Sie mit dem Gesicht Ihres geliebten Menschen verbinden.

Fragen Sie sich, was Sie konkret an Ihrem geliebten Menschen mögen. Was schätzen Sie an ihm (ihr) besonders? Wenn Sie etwas gefunden haben, vielleicht Großzügigkeit, Zuverlässigkeit, Optimismus oder was auch immer, dann suchen Sie nach einer Situation, in der genau diese Eigenschaften Ihres (Ihrer) Liebsten zum Ausdruck kamen. Stellen Sie sich diese Situation möglichst intensiv vor. So, als würden Sie sie jetzt erleben. Genießen Sie es, Ihren geliebten Menschen mit all dem, was Sie an ihm (ihr) mögen, zu erleben.

Und dann fragen Sie sich, was Sie tun können, um Ihre Liebesbeziehung zu vertiefen. Was können Sie selbst dazu beitragen? Körperlich? Vielleicht durch Berührungen und Umarmungen? Mit Ihrem Verhalten? Indem Sie etwas Liebes für ihn (sie) tun? Oder mit freundlichen Worten, oder was immer Ihnen einfällt.

Versuchen Sie abschließend, Ihre Liebesgefühle in Worte zu fassen. Wie möchten Sie Ihre Liebe zum Ausdruck bringen? Mit einem einfachen „Ich liebe dich“? Oder mit Worten wie „Du bist das Glück meines Lebens“? Oder durch die Formulierung „Ich bin glücklich, dass es dich gibt“? Suchen Sie Worte, die Ihrem Herzen entspringen. Wiederholen Sie diese Worte immer mal wieder. Und genießen Sie das angenehme Gefühl, das Sie dabei empfinden.

2.5 Suchen Sie sich eine Arbeit oder Tätigkeit, die Sie lieben können

„Finden wir [...] einen geeigneten ‚Kanal' für unsere Energie, für unsere Stärken, Talente und Kompetenzen, dann haben wir Freude am Tun" (Sylvia Wetzel, 2013, S. 111).

Wird jemand krank, dann höre ich oft, er oder sie solle sich am besten jetzt nur um sich selbst kümmern. Sich nicht anstrengen, sich nicht mit Arbeit belasten, möglichst wenig tun, sich einfach ausruhen. Als würde das helfen. Sicher, wenn Sie nur kurze Zeit krank sind, wenn eine Erkältung Sie plagt oder Sie sich den Magen verdorben haben, dann ist eine Auszeit gut. Wenn Sie aber unter Beschwerden leiden, die wahrscheinlich nicht so schnell wieder verschwinden, etwa unter chronischen Schmerzen, einer Lungenkrankheit, Herz-Kreislauf-Problemen, dann sieht das schon ganz anders aus. Ein Rückzug führt dann eher dazu, dass Sie sich auf Ihre Krankheit konzentrieren, dass Ihre Gedanken um sie kreisen. So verstärken sich aber Ihre Beschwerden. Schmerzen und Beschwerden bauen auf neuronalen Verknüpfungen auf, die sich immer stärker ausprägen, je mehr Sie sich mit Ihren Schmerzen oder Beschwerden beschäftigen. Dann gerät die Krankheit in den Mittelpunkt des Lebens. Das sollten Sie vermeiden. Am besten, indem Sie der Krankheit etwas anderes entgegenstellen, etwas, das Ihnen guttut, das Sie stärkt. Eine befriedigende Arbeit oder eine geliebte Tätigkeit kann diesen Platz einnehmen.

Ich höre schon Ihren Widerspruch. Wie viele Arbeiten gibt es, die monoton, langweilig, einförmig und für den einzelnen Menschen gar nicht befriedigend sind. Wenn jemand acht Stunden am Tag die gleichen Handbewegungen ausführt: immer auf den gleichen Knopf drückt, Papiere faltet, Schrauben säubert, ja, was kann man daran lieben? Nichts! Wenn es denn gar nicht anders geht, wenn man etwa aus finanziellen Gründen diese eintönige Arbeit weiter machen muss, ist es dann nicht besser, man steigt eine Weile ganz aus dem Job aus, wenn man krank wird, vorausgesetzt, man hat die Möglichkeit dazu? Sicher, das klingt verlockend.

Oft höre ich von Menschen, die krank geworden sind und in den frühzeitigen Ruhestand wechseln konnten, dass sie nun nicht wissen, was sie mit ihrer Zeit anfangen sollen. Ihr Leben dümpelt so vor sich hin. Das ist wenig befriedigend. Einigen gelingt es dann aber doch, sich mit etwas zu beschäftigen, was ihnen am Herzen liegt. Arbeit ist ja nicht nur Erwerbstätigkeit. Es gibt auch noch die Möglichkeit, sich außerhalb der bezahlten Arbeit etwas zu suchen, was Freude bereitet. Eine Bekannte von mir begann zu malen. Eine andere nahm Klavierunterricht. Und wieder ein anderer arbeitet als Lesepate für lernschwache Kinder in der Schule. Das Spektrum, was getan werden kann, ist vielfältig.

Egal ob Sie eine Arbeit lieben, für die Sie bezahlt werden, oder ob Sie etwas tun, was Ihnen am Herzen liegt, ohne Geld dafür zu bekommen: Tätigkeiten, die Sie gern ausüben, die Ihnen wichtig sind, können Ihnen helfen, Schmerzen und Beschwerden in den Hintergrund treten zu lassen.

Christopher Bailey ist Leiter des Teams Kunst und Gesundheit bei der WHO und selbst an Krebs erkrankt. Zur Behandlung seiner Krankheit erhält er eine Chemotherapie, die mit schweren Nebenwirkungen einhergeht. Er erzählt, wie ihm bei seinem Kampf gegen die Qualen der Behandlung die Freude an seiner Arbeit am Theater hilft. Während er auf der Bühne mit den Schauspielern arbeitet, sind die Beschwerden nicht zu spüren. Er schreibt:

BEISPIEL

„Ich habe festgestellt, dass ich mich auf der Bühne, wenn ich mit Schauspielern arbeite, sehr wohl fühle. [...] Ich konnte gehen, ich konnte Dinge halten, ich konnte wortgewandt sprechen. Es war, als sei die Chemotherapie während der Proben und der Aufführung verschwunden. Wenn ich nach Hause kam und meine Schuhe und Socken auszog, waren sie mit Blut getränkt. Ich konnte nicht mehr sprechen, alles war nur vorübergehend, aber in diesem Moment der Aufführung – da ging es mir gut" (Bailey, 2023).

Natürlich sind die Nebenwirkungen der Chemotherapie nicht dauerhaft verschwunden. Kommt er nach Hause, sind die Beschwerden wieder da. Aber während der Arbeit tauchen sie nicht mehr auf. Mitten im Arbeitsprozess fühlt Bailey sich wohl; er kann die Beschwerden hinter sich lassen. So werden kleine Wohlfühlinseln im Krankheitsprozess geschaffen. Kommt es immer öfter vor, dass die Belastungen der Krankheit bzw. ihrer Behandlung ausgeblendet werden, dann nimmt der Zustand des Wohlbefindens immer mehr zu. Dieses angenehme Gefühl stemmt sich auch längerfristig gegen die Wahrnehmung der Beschwerden. So können Kräfte gesammelt werden, um die weiteren Belastungen gut zu überstehen.

Was für ein großes Glück, wenn Sie eine Arbeit haben, die Ihnen wichtig ist und die Sie keinesfalls missen wollen! Geliebte Tätigkeiten sind Gold wert. Sie tragen dazu bei, dass Krankheiten nicht das Leben bestimmen.

Viele Menschen wissen das auch. Ich erlebe immer wieder, dass kranke Menschen ihre Arbeit zu schätzen wissen. Vorausgesetzt natürlich, sie bereitet ihnen Freude und ist für ihr Leben sinnstiftend, wie für meine Patientin Christa. Sie arbeitet als Grundschullehrerin in einem Problembezirk. Ihre Schulkinder brauchen dringend ihre Unterstützung. Als Christa krank wird, ist sie dann auch nicht bereit, auf ihre geliebte Arbeit zu verzichten.

BEISPIEL

Bei der 50-Jährigen treten plötzlich Rötungen im Gesicht auf. Die Ärztin stellt Lupus erythematodes, eine Autoimmunerkrankung, fest. Die Krankheit kann leicht oder schwer verlaufen. Bei einem schweren Verlauf kommt es zu Organschäden. Häufig sind Herz, Nieren, Haut und Schleimhäute betroffen. Der Rat ihrer Freunde ist, sich erst einmal vom Beruf zurückzuziehen. Sie tut es nicht. Sie spielt noch nicht einmal mit dem Gedanken, ihren Beruf aufzugeben. „Was sollen denn meine Kinder ohne mich machen?“, sagt sie zu mir. „Das kann ich nicht verantworten. Und ich will auch mitbekommen, was aus ihnen wird.“ Ihre Schule liegt in einem Problemviertel. Die Kinder kommen zum größten Teil aus schwierigen Verhältnissen. Und auch für mich ist klar, dass sie so eine engagierte Lehrerin wie Christa dringend brauchen.

Christa liebt ihren Beruf. Sie sieht es als ihre Lebensaufgabe an, benachteiligten Kindern zu helfen. Sie zu fördern, gibt ihrem Leben Sinn. Warum soll sie damit aufhören? Sie ist davon überzeugt, dass es ihr guttut, wenn sie sich weiter dieser wichtigen Aufgabe widmet. Und sie behält recht. Die Krankheit beschränkt sich auch im weiteren Verlauf auf die ihr bereits bekannten Hautrötungen; innere Organe bleiben verschont. Christa ist fest davon überzeugt, dass ihre Arbeit sie vor einem schlimmen Krankheitsverlauf gerettet hat – und es auch weiterhin tun wird.

Aber stellen wir uns vor, Christas Krankheit hätte einen schwereren Verlauf genommen. Auch wenn die Chance besteht, dass sinnstiftende Arbeit helfen kann, den Krankheitsprozess zu stoppen oder ihn zumindest zu verlangsamen. Sicher ist das natürlich nicht. Was dann? Hätte es ihr geholfen, ihren Alltag ohne ihre Arbeit zu verbringen? Wohl kaum. Wenn schwerere Symptome aufgetreten wären, hätte immerhin noch die Arbeit in Christas Leben Freude gebracht. Die sich auf ihre Lebensumstände ausgewirkt hätte. Sie hätte dazu beitragen können, ein befriedigendes Leben zu führen, trotz der Krankheit.

Von dieser Erfahrung erzählt Irvin Yalom in seinem Roman „Die Schopenhauer-Kur“. Sein Protagonist, der Psychotherapeut Julius, hat ein bösartiges Melanom und erfährt, dass er nur noch ein Jahr zu leben hat. Er entschließt sich, in der ihm verbleibenden Lebenszeit wie bisher zu arbeiten. Er will sein letztes Lebensjahr mit seiner geliebten Arbeit verbringen.

BEISPIEL

Bei Julius, einem 65 Jahre alten Psychotherapeuten, wird ein bösartiges, tödliches Melanom festgestellt. Der Krebs ist nicht heilbar. Nach dem Schock der Diagnose überlegt er, wie er seine ihm noch verbleibende Lebenszeit verbringen will. Er blickt zurück auf sein Leben und fragt sich, ob er es sinnvoll verbracht hat. Nach reiflichem Überlegen kommt er zu dem Schluss: Ja, das hat er. Er entscheidet sich dafür, seine Arbeit als Psychotherapeut bis zum Ende weiterzuführen. „Er wusste genau, was er tun und wie er sein letztes Jahr verbringen würde. Er würde genauso leben, wie er im vergangenen Jahr gelebt hatte – und im Jahr davor und dem davor. Er liebte es, Therapeut zu sein; er liebte es, eine Verbindung mit anderen zu knüpfen und dazu beizutragen, dass etwas in ihnen zum Leben erwachte. Vielleicht war seine Arbeit eine Sublimierung für den Verlust seiner Frau; vielleicht brauchte er den Applaus, die Bestätigung und Dankbarkeit derer, denen er half. Trotzdem, selbst wenn unklare Motive eine Rolle spielen sollten, war er dankbar für seine Arbeit. Gott segne sie!" (Yalom, 2006, S. 22)

Julius lebt mit sich im Einklang. Er hat zeitlebens eine Arbeit verrichtet, die er über alles liebt. Auf diese Arbeit will er nicht verzichten, auch wenn er nun weiß, dass er bald sterben wird.

Auch für die Schriftstellerin Siri Hustvedt ist ihre Arbeit lebenserfüllend. Schreiben hat eine herausragende, eine existenzielle Bedeutung für sie. In einem Interview 2019 sagt sie, dass sie mit ihren Romanen und Erzählungen gegen den Tod anschreibt. Deutlicher kann man wohl kaum zum Ausdruck bringen, welch überragenden Stellenwert die Arbeit einnimmt.

Nun leidet Hustvedt fast ihr ganzes Leben bereits unter Kopfschmerzen. Nichts hat bisher wirklich geholfen, die Schmerzen dauerhaft zu beseitigen. Sie lässt sich aber auch von ihren Schmerzen nicht von der Arbeit abhalten. Wie schafft sie es, mit den Schmerzen zu arbeiten? Sie schreibt in ihrem Buch „Die zitternde Frau":

BEISPIEL

„Ich weiß aus eigener Erfahrung, dass es möglich ist, auch mit starken Kopfschmerzen zu arbeiten, dass man lernen kann, den Schmerz zu fühlen, ihn aber nicht auf eine Weise zu beachten, die das Elend nur verschärft. Besorgte Aufmerksamkeit und dauernde Beschäftigung damit machen Kopfschmerzen schlimmer. Ablenkung und Meditation machen sie besser" (Hustvedt, 2010, S. 195).

Hustvedt berichtet von ihrer Erfahrung, dass die Konzentration auf den Schmerz diesen verschlimmert. Sie hat erlebt, dass Aufmerksamkeit und die andauernde Beschäftigung mit ihrer Krankheit ihr

Leiden verstärkt. Sie beschreibt hier den bekannten physiologischen Vorgang, dass Schmerzen intensiver und häufiger auftreten, wenn man sich auf sie konzentriert. Und sie weiß, dass Ablenkung den Schmerz verblassen lässt. Indem sie sich ablenkt, blendet sie den Schmerz aus. Bei Hustvedt besteht Ablenkung darin, sich auf das zu konzentrieren, was für sie lebenswichtig ist, auf ihre Arbeit als Schriftstellerin. Wenn sie schreibt, treten ihre Schmerzen in den Hintergrund.

Neben Ablenkung nennt sie noch Meditation als Mittel, das die Beschwerden beiseiteschieben kann. Auch Meditation hilft, sich von etwas Unerwünschtem abzulenken. Meditieren kann man auf unterschiedliche Art und Weise. Das Spektrum ist groß. Man kann sich auf den Körper konzentrieren oder auf den Atem. Oder man konzentriert sich auf heilsame Gedanken, während der Körper sich in einem entspannten Zustand befindet.

Es ist interessant, dass der Philosoph Immanuel Kant bereits vor mehr als 200 Jahren festgestellt hat, dass er sich allein durch Ablenkung von seinen Beschwerden befreien kann. Er erzählt, wie er allein durch seine Gedanken und Vorstellungen seine Herzbeschwerden, er spricht von „Herzbeklemmung", zum Verschwinden bringt.

BEISPIEL

„[Ich] brachte es bald dahin, dass ich mich an sie [die Herzbeklemmung] gar nicht kehrte, und während dessen, dass ich mich in der Brust beklommen fühlte, im Kopfe doch Ruhe und Heiterkeit herrschte [...] Die Beklemmung ist mir geblieben. [...] Aber über ihren Einfluss auf meine Gedanken und Handlungen bin ich Meister geworden, durch Abkehrung der Aufmerksamkeit von diesem Gefühle, als ob es mich gar nicht anginge" (Kant, 1797).

Nun denken Sie vielleicht, dass Ablenkung und Meditation bei Kopfschmerzen oder vermutlich eher ungefährlichen Herzbeschwerden, von denen Kant spricht, schon klappen kann. Aber wie sieht das bei gravierenden körperlichen Beschwerden aus? Was kann da helfen?

Noch einmal zu Siri Hustvedt. Sie hat nicht nur Kopfschmerzen, sie leidet auch unter einer Krankheit, die mit heftigen Zitteranfällen einhergeht. Bei der Diagnose herrscht Unklarheit. Ist es ein psychisches Leiden? Eine Konversionsstörung, früher Hysterie genannt, oder eine Panikstörung? Oder ist es eine neurologische Erkrankung? Liegen Nervenschäden vor? Fest steht lediglich, dass die Krankheit ihren Körper unkontrolliert zittern lässt. Er zittert heftigst in verschiedenen Situationen. Sehr anschaulich beschreibt Hustvedt das erste Mal, als ihr Körper durchgeschüttelt wird, während sie eine Rede hält.

BEISPIEL

„Selbstsicher und mit Karteikarten versehen, blickte ich über die etwa fünfzig Freunde und Kollegen, die sich rund um die Fichte versammelt hatten, öffnete den Mund zu meinem ersten Satz und begann vom Hals an abwärts zu zittern. Meine Arme zuckten. Die Knie knickten ein. Ich zitterte so stark, als hätte ich einen Krampfanfall. Komischerweise war meine Stimme nicht betroffen. Sie veränderte sich überhaupt nicht. Verblüfft von dem, was mir geschah, und in Angst und Schrecken, ich könnte umkippen, gelang es mir, das Gleichgewicht zu wahren und weiterzureden, obwohl die Karten, die ich in der Hand hielt, vor mir hin und her wackelten. Als die Rede zu Ende war, hörte das Zittern auf. Ich sah auf meine Beine hinunter. Sie waren dunkelrot angelaufen und schimmerten bläulich“ (Hustvedt, 2010, S. 9).

Die Zitteranfälle treten immer wieder auf. Hustvedt sucht Rat in ärztlichen und psychologischen Praxen. Niemand kann ihr wirklich helfen. Auch mit den unterschiedlichsten Medikamenten zittert sie weiter.

Schreiben ist für Hustvedt existenziell. Da ihr niemand helfen kann, weder bei den Kopfschmerzen noch bei der Zitterkrankheit, entwickelt sie ihre eigene Strategie. Sie akzeptiert, dass nicht nur die Kopfschmerzen, sondern auch die Zitterkrankheit zu ihr gehören. Sie sieht sie als Teil ihrer Persönlichkeit:

„Die Kopfschmerzen sind ich, und das zu begreifen war meine Rettung. Vielleicht besteht der nächste Trick darin, auch die zitternde Frau zu integrieren, mir einzugestehen, dass auch sie Teil meiner selbst ist“ (Hustvedt, 2010, S. 191).

Die Krankheit ins Leben integrieren: Wenn nichts wirklich hilft, nicht gegen sie ankämpfen, sondern akzeptieren, dass sie ein Teil von mir selbst ist – das ist die Botschaft. Kämpfen wir gegen Krankheiten an, gegen die wir wenig ausrichten können, auch nicht mithilfe von Medizin und Psychotherapie, dann riskieren wir, unser Leiden zu verschlimmern. Wie Sie wissen, werden die Beschwerden, wenn wir uns auf sie konzentrieren, verstärkt wahrgenommen. Akzeptieren wir aber, dass sie zu uns gehören, dann führt das zu mehr Gelassenheit. Auf diesem Wege kommt es zu einer erhöhten Ausschüttung von Glückshormonen, die Körper und Seele stabilisieren. Finden wir dann noch die Möglichkeit, uns mit einer geliebten Arbeit oder Tätigkeit zu beschäftigen, dann vertieft sich dieser gute Prozess und Schmerz und Leid können auf ein Minimum reduziert werden.

Was denken Sie jetzt, nachdem Sie das gelesen haben? Wie sieht es bei Ihnen selbst aus? Haben Sie eine Arbeit, die Sie lieben? Wenn Ihnen Ihre Arbeit gefällt, wissen Sie, was konkret daran für Sie erfüllend ist? Sollte Ihnen Ihre Arbeit nicht gefallen, fragen Sie sich manchmal, ob es Möglichkeiten gibt, sie interessanter, sinnstiftender zu gestalten? Oder haben Sie eine Idee, ob es eine andere Tätigkeit gibt (etwa ein Ehrenamt), die Ihnen Freude bereiten könnte?
Haben Sie auch schon mal die Erfahrung gemacht, dass immer dann, wenn Sie mit einer erfüllenden Tätigkeit beschäftigt sind, Ihre Beschwerden in den Hintergrund treten? Dass Sie sie kaum noch wahrnehmen? Oder kennen Sie vielleicht auch von sich selbst das befreiende Gefühl, wenn Sie akzeptieren, dass Sie mit Ihren Beschwerden leben müssen? Wenn es sich einfach nicht

lohnt, ständig gegen sie anzukämpfen. Spüren Sie, wenn Sie aufhören zu kämpfen, dass es Ihnen dann besser geht?

Mit der folgenden Übung können Sie herausfinden, was an Ihrer Arbeit oder Tätigkeit Ihnen Freude bereiten kann.

Übung: Freude an der Arbeit oder an einer Tätigkeit
Wenn Sie an Ihre Arbeit denken, dann fragen Sie sich mal, was Ihnen daran gefällt. Welche Ihrer Interessen und Fähigkeiten werden durch Ihre Arbeit befriedigt? Erscheint sie Ihnen sinnstiftend? Bekommen Sie Anerkennung? Können Sie Ihre Kompetenzen einbringen?
Fragen Sie sich auch, was Ihnen an Ihrer Arbeit nicht gefällt. Oder ob sie Ihnen gar sinnlos vorkommt. Üben Sie diese Tätigkeit vielleicht nur aus, um Ihren Lebensunterhalt zu sichern?
Überwiegen die Vorteile oder die Nachteile Ihrer Arbeit? Was würden Sie denn gern verändern? Fragen Sie sich, ob Sie selbst etwas tun können, um Ihre Arbeit interessanter, sinnvoller zu gestalten. Fragen Sie sich auch, wer oder was Ihnen dabei helfen könnte.
Wenn Sie nur arbeiten, weil Sie Geld verdienen müssen, wenn Ihnen an Ihrer Arbeit gar nichts gefällt, dann überlegen Sie doch mal, ob ein Arbeitswechsel möglich ist. Was müssten Sie dafür tun?
Wenn Sie sich zu einem Arbeitswechsel nicht entschließen können, egal warum, dann fragen Sie sich, welche Tätigkeiten, außerhalb Ihrer bezahlten Arbeit, Ihnen Freude bereiten würden? Sollten Sie etwas finden, was gute Gefühle bei Ihnen hervorruft, sei es ein Ehrenamt, eine kreative Tätigkeit, ein soziales Engagement, dann prüfen Sie, ob Sie das in Angriff nehmen können. Denken Sie daran: Eine Tätigkeit, die Ihnen Freude bereitet und Ihrem Leben Sinn gibt, kann eine unbefriedigende Arbeit in den Hintergrund geraten lassen.

2.6 Gönnen Sie sich Schönheit

„Ich brauche Schönheit. Den Trost der Schönheit. Denn wenn ich Schönheit sehe, höre, lese, spüre, dann glaube ich an Möglichkeiten. An Wege, Räume, Purzelbäume" (Gabriele von Arnim, 2023, S. 7).

Was denken Sie, wenn Sie lesen, dass Schönheit trösten kann? Dass sie helfen kann, Beschwerden und Schmerzen in den Hintergrund treten zu lassen? Vielleicht sogar Möglichkeiten aufzeigt, Krankheiten aus dem Alltag auszublenden. Kommt Ihnen das merkwürdig vor? Oder haben Sie doch schon einmal die Erfahrung gemacht, dass ein Gemälde, eine Skulptur, ein Musikstück Sie so in den Bann gezogen hat, dass Sie für kurze Zeit Ihre Beschwerden vergessen konnten? Manchmal tut es bereits ein schöner Alltagsgegenstand, ein hübsches Kleidungsstück, eine glänzende Kristallschale, die unsere Aufmerksamkeit voll in Anspruch nimmt.

Dass Schönheit Freude nach sich zieht und daher für den Prozess, wieder gesund zu werden, von Bedeutung ist, hat sich aber in unseren Krankenhäusern noch nicht so recht herumgesprochen. Auf ein schönes Ambiente wird hier eher selten geachtet. Kranke werden dort in der Regel in trostlosen Zimmern untergebracht.

In ihrem Buch „Der Trost der Schönheit" erzählt Gabriele von Arnim (2023) von einer Freundin, die krank von einer langen Reise aus Afghanistan zurückkehrt. Und die sich im Krankenhaus gegen ihr hässliches Zimmer zur Wehr setzt.

BEISPIEL

Die junge Frau ist extrem abgemagert, hat miserable Blutwerte und eine angegriffene Leber. Sie landet schließlich im Krankenhaus, wo man sie in ein kahles Zimmer mit kotzgrünen Wänden verfrachtet. So viel Hässlichkeit kann sie nicht vertragen. Die kahlen Wände ihres Zimmers beginnt sie mit Tüchern zu schmücken, die sie aus Afghanistan mitgebracht hat. Die Tücher sind reich bestickt, mit schillernden Farben aus leichter Seide. Nun sieht das Zimmer wunderschön aus. Kommt ein Windhauch durch das Fenster, wehen die Tücher sanft und durchdringen den

Raum nicht nur mit Schönheit, sondern auch mit Leichtigkeit. Die Ärzte sind empört. Ein Krankenhaus ist kein Basar. Sie wollen, dass alles wieder so kahl und schmucklos werden soll, wie zuvor. Die prächtigen Tücher sollen wieder entfernt werden. Die junge Frau lässt sich aber nicht beirren. Sie ist fest davon überzeugt, in einem kahlen, tristen Krankenzimmer nicht gesund werden zu können. Sie braucht die Schönheit, um wieder gesund zu werden.

Und sie hat recht. Wissenschaftler:innen haben herausgefunden, dass Patient:innen in Krankenzimmern mit einem schönen Ambiente, mit warmen Farben an den Wänden, einem Blick auf Gärten, angenehmer Beleuchtung und viel Ruhe, vorzugsweise im Einzelzimmer, weniger Medikamente brauchen und schneller wieder gesund werden. Ute Eppinger (2020) trägt Studien zusammen, die belegen, wie die Schönheit der Umgebung sich auf die körperliche und seelische Gesundheit auswirkt.

Schönheit ist wichtig für unsere Gesundheit, auch wenn wir nicht im Krankenhaus sind. Sie wirkt gegen seelisches Leiden, körperliche Schmerzen und Beschwerden. Das ist keine Einbildung. Schönheit lässt sich neurologisch abbilden. Der Nobelpreisträger Eric Kandel (2012) schreibt, dass Schönheit Bereiche im Gehirn anspricht, die auf Belohnung reagieren. Gute Gefühle werden produziert, Schönheit macht glücklich, und damit stemmt sie sich gegen die negativen Auswirkungen von Krankheiten. Sie kann heilende Effekte haben.

Aber was ist überhaupt Schönheit? Schönheit ist individuell, sie bezieht sich auf die unterschiedlichsten Dinge und Erlebnisse. Sicherlich kann die Freude an einem Kunstwerk, einem Bild, einer Statue, Musik, einem Naturerlebnis dazugehören. Oft sind es aber die kleinen Dinge, die wir im Alltag leicht übersehen: Die Bäume mit ihren im Sonnenlicht glitzernden Blättern. Der unberührte Schnee auf dem Rasen im Winter. Der Blumenstrauß als Blickfang im Zimmer. Das Licht am frühen Morgen, wenn es langsam den Raum erhellt. Glänzende Muscheln, die Fotos der Kinder und Enkel an der Wand, das Silbertablett mit den Süßigkeiten, der kuschelige Pullover, das Lieblingskleid. Es ist unmöglich, alles aufzuzählen, was als Schönheit gesehen werden kann. Aber Schönheit erschließt sich uns nicht immer automatisch. Wir müssen lernen, sie wahrzunehmen. Wir müssen erkennen, wo sie für uns existiert.

In meiner Praxis habe ich einmal erlebt, wie die Entdeckung von Schönheit im scheinbar Nebensächlichen, nämlich in der Mode, zur Heilung einer Frau beigetragen hat.

BEISPIEL

Rita, eine Frau von Mitte dreißig, leidet unter einer chronischen Blasenentzündung. Die Beschwerden treten alle zwei bis drei Monate immer wieder aufs Neue auf. Ihr Immunsystem ist geschwächt und kaum noch in der Lage, krankheitsfördernde Bakterien abzuwehren. Eines Tages sieht die junge Frau in einem Modejournal, das ihr zufällig in die Hand fällt, eine Bluse, die sie wunderschön findet. Sie möchte sie kaufen, doch der hohe Preis schreckt sie ab. Sie kann gut nähen und macht sich daran, die Bluse selbst anzufertigen. Sie ist überrascht, wie gut es ihr auf Anhieb gelingt. Ihr Interesse an schönen Kleidern ist damit geweckt. Sie versucht, weitere Kleidungsstücke selbst zu entwerfen, die sie gern tragen möchte. Es sind ungewöhnliche Stücke, kaum im Geschäft zu bekommen. Kleider nach ihren eigenen, sehr individuellen Vorstellungen. Rita zeigt mir einige ihrer selbst genähten Kleidungsstücke und möchte von mir eine ehrliche Meinung dazu hören. Die kann ich ihr geben. Die Kleider, Blusen und Röcke sind betörend schön, richtige kleine Kunstwerke. Ich bin beeindruckt. Rita erzählt, dass sie stets in einen Glücksrausch gerät, wenn sie eines ihrer schönen Teile anprobiert. Auch Freunde und Bekannte bewundern ihre Entwürfe, wenn auch einige mit dem abtörnenden Hinweis, alltagstauglich sei das alles ja nicht. Aber Rita kümmert das nicht allzu sehr. Es ist ein Stein ins Rollen gekommen. Zu Hause hat sie in ihrem Zimmer einzelne Kleider mit Schienen an der Wand befestigt. „Sieht aus wie in einer Galerie", sagt sie lachend. „Aber ich fühle mich so unendlich wohl, wenn ich sie anschaue." Sie mietet einen Stand auf dem Markt, um ihre Sachen dort anzubieten. Welch ein Glück für sie: Sie werden ihr aus der Hand gerissen. Schließlich gibt es sogar einen Zeitungsartikel über sie mit der Überschrift „Wunderschöne Gewänder". Rita ist überglücklich; sie fühlt sich wohl. Ihre Blasenentzündungen treten in immer größeren Abständen auf. Sie ist voller Hoffnung, dass sie ihre Krankheit bald ganz los sein wird.

Rita setzt ihrer Krankheit Freude und Glück entgegen. Sie hat über die Schönheit ihrer selbst entworfenen Mode einen Weg gefunden, Körper und Seele zu stabilisieren. Ihr Immunsystem ist nun wieder besser in der Lage, Krankheitserreger abzuwehren.

Bei depressiven Menschen habe ich oft erlebt, wie Schönheit sie stärken kann – egal ob durch ein Gemälde, ein Foto, schöne Kleider, Schmuck, Naturerlebnisse oder was auch immer. Voraussetzung ist aber, dass das, was wir als schön erleben, uns auch wirklich anspricht, dass es uns berührt. Vielleicht sogar Erinnerungen wachruft an wichtige Erfahrungen aus der Vergangenheit. Daran können wir dann anknüpfen.

Das habe ich bei meinem Patienten Patrick gesehen. Bei ihm war es ein Gemälde. Es diente als Auslöser, seine chronische Traurigkeit zu bearbeiten.

BEISPIEL

Patrick, ein 26-jähriger Informatiker, erzählt, dass eine Freundin ihn in eine Ausstellung mitgenommen hat. Er kann sich selbst nicht erklären, warum er sich hat mitschleppen lassen. Der junge Mann sagt von sich selbst, sich mit Kunst gar nicht auszukennen. Keine Ahnung habe er! Aber es hat sich für ihn gelohnt. Er sieht ein Bild, von dem er mir im Nachhinein nicht sagen kann, wer es gemalt hat. Aber es beeindruckt ihn sehr. Wundervolle Berge sind dort zu sehen. Und ein Junge, der mit einem Mann am Rande eines Berges picknickt. Für ihn ist das pure Schönheit. Warum? Er erinnert sich, als Kind mit seinem Vater oft in die Berge gefahren zu sein. Es sind schöne Erinnerungen, voller Glück und Harmonie. Ob er dieses Gefühl, das das Bild in ihm auslöst, wiedererleben könnte, frage ich ihn. „Vielleicht, wenn ich mal wieder in die Berge fahre und mich dort in der Natur aufhalte", meint er. Patrick braucht noch Zeit, bis er sich dazu aufrafft, das Geplante umzusetzen. Als es ihm endlich gelingt, berichtet er von einem guten, warmen Gefühl, das er dort, in der Natur, erlebte. Das ist ein Anfang. Er hat einen Weg gefunden, seiner Traurigkeit etwas entgegenzusetzen. Das Gemälde ist ein Auslöser für die Erinnerung an beglückende Naturerlebnisse mit dem Vater.

Angeregt durch meine Erfahrungen, was Schönheit Heilsames bewirken kann, frage ich meinen Patienten Karl, der an Depressionen leidet, was für ihn schön ist. „Gar nichts“, sagt er prompt. Als ich nachhake, meint er: „Eine schöne Landschaft, ein apartes Gesicht, ein prachtvoller Sonnenuntergang, ja, natürlich kann ich sehen, dass das schön ist. Na und! Es hat aber keine Bedeutung für mich.“

So, wie Karl mit mir spricht, wird mir immer mehr bewusst, dass es nicht reicht, Schönheit nur zu sehen, sie mit den Augen zu erkennen. Man muss sie tief im Inneren wahrnehmen können. Patrick hat Schönheit erlebt, er spürt ihre Wirkung tief in sich. Das Gemälde ruft das alte Erlebnis Verbundenheit mit dem Vater wieder hervor. Es knüpft an Vergangenes an. Rita hat über die Schönheit ihrer Mode ein neues Selbstbewusstsein entwickelt. Über die Schönheit hat sie einen Weg gefunden, ihr Immunsystem zu stärken und wieder gesund zu werden.

Aber wie gelingt das: Schönheit so wahrzunehmen, dass sie uns bei unserer Heilung unterstützt oder uns zumindest hilft, trotz der Beschwerden ein gutes Leben zu führen? Meistens gehen wir achtlos an dem vorbei, was sich bei genauerem Hinsehen als wunderschön herausstellt. Wir nehmen Schönheit im Alltag kaum wahr.

Wie lässt sich ein Bezug zur Schönheit herstellen, damit daraus Kraft entsteht? Gibt es Wege dorthin? Einige meiner Kolleg:innen meinen, Schönheit wahrzunehmen kann man lernen. Sie benutzen Alltagsgegenstände, um das Gefühl für Schönheit wiederentdecken zu können. Sie lassen ihre Patient:innen mit allen Sinnen einen Apfel anschauen, ihn berühren, riechen und schmecken. Oder Samt und Seide ansehen, betasten, bestaunen. Viele Gegenstände, über die wir normalerweise hinwegsehen, eignen sich dazu, in ihrer Schönheit wahrgenommen zu werden.

Zurück zu meinem Patienten Karl. Ich versuche es bei ihm noch einmal und hoffe, dass er sich für die Schönheit öffnet. Mir ist aufgefallen, dass er oft eine Tischlampe in meinem Raum betrachtet. Ich frage ihn, ob er sie schön findet. „Ja, schon“, sagt er. „Warum?“, will ich wissen. „Was ist denn schön an dieser Lampe?“ „Sie strahlt angenehme Wärme aus, ein sanftes Licht“, sagt er. Ich frage weiter, womit er das verbindet, dieses warme Licht. „Mit Ruhe“, sagt er. „Wenn ich dort hinschaue, kann ich freier atmen.“ Ich freue mich und denke, das ist doch schon mal ein Anfang, ein Lichtblick. Und hoffe, dass diese Anregung zur Schönheit ihm auch weiterhin hilft, dass wir sie für unsere weitere Arbeit nutzen können.

Was denken Sie jetzt, nachdem Sie das gelesen haben? Können Sie mit dem Begriff Schönheit etwas anfangen? Hat er Bedeutung für Sie? Können Sie sagen, was für Sie schön ist? Vielleicht ein Naturereignis, ein Kunstobjekt, ein bestimmter Alltagsgegenstand? Welche Gefühle tauchen bei Ihnen auf, wenn Sie daran denken? Verknüpfen Sie vielleicht auch mit dem, was für Sie schön ist, bestimmte wichtige Erlebnisse? Weisen sie Ihnen möglicherweise einen Weg in eine zufriedene, glückliche Zukunft? Haben Sie schon einmal erlebt, dass Sie von einem schönen Objekt, von einem schönen Erlebnis so eingenommen wurden, dass Ihre Beschwerden für kurze Zeit verschwunden sind? Oder sogar immer häufiger ausgeblendet sind, wenn Sie sich immer wieder mit dem beschäftigen, was für Sie schön ist?

Mit der folgenden Übung können Sie versuchen, mit Schönheit Ihren Beschwerden entgegenzuwirken.

Übung: Mit Schönheit der Krankheit entgegenwirken

Woran denken Sie, wenn Sie den Begriff Schönheit hören? An ein Kunstobjekt, ein Gemälde, eine Skulptur? An ein Naturerlebnis, einen Sonnenuntergang, eine Blumenwiese? Oder an Alltagsgegenstände wie Schmuck, Kleidung, Möbel?

Wenn Sie etwas gefunden haben, das für Sie schön ist, dann fragen Sie sich, welche Gedanken und Gefühle durch den schönen Gegenstand, das schöne Erlebnis bei Ihnen ausgelöst werden. Entspannung und Ruhe? Faszination? Begeisterung? Oder noch etwas ganz anderes?
Ruft ein schönes Erlebnis, ein schöner Gegenstand vielleicht Erinnerungen bei Ihnen hervor? Erinnerungen an wichtige Ereignisse in Ihrem Leben, die Sie auf Möglichkeiten für eine gute Zukunft hinweisen? Bedeuten diese Erlebnisse für Sie Freude und Glück? Wenn das so ist, dann konzentrieren Sie sich auf das, was für Sie schön ist, und genießen Sie es, sooft Sie können.

2.7 Achten Sie auf gute Gefühle

„Ich habe angefangen, ein bisschen vergnügt zu sein, da man mir sagte, das sei gut für die Gesundheit" (Voltaire, 1761, Bd. 85 Korrespondenz).

Kennen Sie das? Ihr Magen grummelt oder Ihr Kopf schmerzt, vielleicht juckt die Haut und Sie sind schlecht drauf. Ihr Arzt hat Sie untersucht, und Sie warten auf die Ergebnisse aus dem Labor. Da erreicht Sie der Anruf, dass Ihnen nichts fehlt. Alles ist bestens. Vielleicht ein wenig Stress, erfahren Sie. Das geht schon wieder weg. Plötzlich sind die Beschwerden verschwunden. Es geht Ihnen gut und frohgemut starten Sie in den Tag. Sie werden sich kaum Gedanken darüber machen, warum Ihre Beschwerden mit einem Mal nicht mehr da sind. Sie sind einfach froh, dass es so ist.

Durch das gute Gefühl, gesund zu sein, werden Sie erlöst von Ihren Beschwerden. Sie empfangen die gute Nachricht und entwickeln ein befreiendes Gefühl, auf das Ihr Körper reagiert.

Nun können Sie sagen, dass immer dann, wenn die Beschwerden sich als harmlos und vorübergehend herausstellen, ein wenig Entspannung, hervorgerufen durch angenehme Gefühle, dem Körper guttut und bald wieder Beschwerdefreiheit eintritt. Das stimmt natürlich. Es hat sich aber gezeigt, dass selbst schwere Erkrankungen durch gute Gefühle beeinflusst werden können. Allein der feste Glaube, eine Krankheit zu besiegen, kann offenbar die Gesundheit wiederherstellen.

Ein Fall, der in die Medizingeschichte eingegangen ist, ist der von Mr. Wright. Der Fall wurde bereits 1957 dokumentiert. Der Patient war an Lymphdrüsenkrebs erkrankt. Es war offenbar sein Glaube, wieder gesund zu werden, der seine Tumore schrumpfen ließ.

BEISPIEL

Mr. Wright liegt im Sterben. Große Tumore sind am Hals, an den Armen, der Brust deutlich zu sehen. Er kann kaum atmen. Es geht ihm sehr schlecht. Die Ärzte im Krankenhaus haben alles Erdenkliche für ihn getan. Nichts hat geholfen, und sie können nichts mehr für ihn tun. Nun kommt gerade zu der Zeit ein neues Krebsmedikament auf den Markt, das vielen Hoffnung macht. Mr. Wright hört davon und fleht seine Ärzte an, ihm das Mittel zu verabreichen. Er ist der festen Überzeugung, dass ihm das neue Medikament helfen wird. Obwohl die Ärzte nicht daran glauben, ihn noch retten zu können, erfüllen sie ihm seinen Wunsch. Und es kommt anders, als sie denken. Drei Tage nach der Injektion geht es dem Patienten erstaunlich gut. Er atmet wieder mühelos und kann sogar das Bett verlassen. Seine Tumore sind sichtbar geschrumpft. Mr. Wright wird nach Hause entlassen, wo er seinen Alltag wieder problemlos meistert. Einige Monate später erfährt er aus der Presse, inzwischen habe sich herausgestellt, dass das ihm verordnete Krebsmedikament völlig wirkungslos ist. Diese Nachricht führt zu einem schweren Rückfall; seine Tumore wachsen wieder. Erneut wird er ins Krankenhaus eingeliefert. Ein Arzt, der die vorangegangene wundersame Heilung erlebt hat, macht nun einen neuen Versuch. Er erklärt seinem Patienten, die Berichte seien falsch, und bietet an, ihm eine stärkere Dosis des Krebsmittels zu verabreichen. Der Patient ist wieder voller Hoffnung. Er glaubt fest daran, nun endgültig geheilt zu werden. Und tatsächlich, kurze Zeit nachdem der Arzt die Spritze gesetzt hat, verschwinden die Tumore erneut. Mr. Wright fühlt sich völlig gesund. Er wird entlassen und nimmt seinen Alltag unbeeinträchtigt wieder auf. Was er nicht weiß, ist, dass die Spritze, die er bekommen hat, kein Medikament enthielt, sondern lediglich Wasser. Er lebt so lange frei von Beschwerden, bis er erneut aus der Presse erfährt, dass das Krebsmittel wirkungslos ist. Von dem Zeitpunkt an beginnen seine Tumore wieder zu wachsen. Kurze Zeit später stirbt er an seiner Krankheit (nach Rediger, 2020, S. 329 ff).

Die Hoffnung und der feste Glaube, wieder gesund zu werden, haben den Körper von einer schweren Krankheit geheilt. Anders lässt sich zumindest nicht erklären, wie die Tumore verschwinden konnten. Dass Mr. Wright später dann doch stirbt, nachdem er erfahren hat, dass das Medikament wirkungslos ist, zeigt nur, dass das Ganze auch umgekehrt funktioniert. Hoffnungslosigkeit und die feste Überzeugung, eine Krankheit nicht besiegen zu können, können den Krankheitsprozess beschleunigen bis hin zum Tod. Das ist eine wichtige Erkenntnis.

Wie ist es möglich, dass gute Gefühle wie der Glaube, wieder gesund zu werden, sogar schwere Krankheiten besiegen können? Wie funktioniert so etwas? Forschungen haben ergeben, dass Hoffnung, Zuversicht und Optimismus über das Immun- und Nervensystem Selbstheilungskräfte in Gang setzen, die den Körper einen gesundheitsfördernden Weg einschlagen lassen. Egal, ob das Gefühl durch die Hoffnung auf eine medizinische Behandlung hervorgerufen wird oder durch den festen Glauben, von allein wieder gesund zu werden. Untersuchungen haben gezeigt, dass Scheinoperationen bei Arthrosepatient:innen dazu führen können, dass die Beschwerden verschwinden oder deutlich geringer werden. Ganz ohne körperlichen Eingriff, lediglich aufgrund der Überzeugung „Ich werde operiert und dann wird es mir wieder gut gehen" (Moseley et al., 2002). Bei Asthmapatient:innen konnten deutlich geringere Verkrampfungen der Atemmuskulatur festgestellt werden, wenn die Kranken fest daran glaubten, sich bald wieder wohler zu fühlen (Freeman & Welton, 2005). Auch die Überzeugung, Schmerzen besiegen zu können, führt in der Regel dazu, dass die Beschwerden als weniger schlimm wahrgenommen oder sogar ganz ausgeschaltet werden. Und hierbei handelt es sich keineswegs um Einbildung. Der Körper produziert offenbar sein eigenes Schmerzmittel (Levine et al., 1978).

Ich habe einmal selbst erlebt, wie der feste Glaube, wieder gesund zu werden, zusammen mit einer optimistischen Lebenseinstellung einen schwer Erkrankten offenbar gerettet hat. Natürlich lässt sich das nicht beweisen, aber seine Genesung ist kaum anders zu erklären.

BEISPIEL

Bei dem 62-jährigen Klaus wird ein Hirntumor festgestellt. Er ist in einem Kaufhaus plötzlich umgefallen und mit dem Notarztwagen ins Krankenhaus transportiert worden. Klaus wird sofort operiert. Im Anschluss erfährt er, dass der Tumor nicht gänzlich entfernt werden konnte und dass weitere Operationen nicht möglich sind. Klaus müsse sich auf mögliche Beschwerden einstellen. Ich bin sehr erstaunt, dass mein Patient diese Nachricht recht gelassen nimmt. Er wirkt trotz alledem fröhlich und zuversichtlich. „Es geht mir gut", sagt er. „Und ich bin sicher, dass ich wieder völlig gesund werde. Von meinem Homöopathen habe ich mir Medikamente geben lassen, die mir helfen werden." Ich bin verblüfft über so viel Optimismus, aber er soll recht behalten. Ich treffe ihn viele Jahre später wieder. Er erfreut sich bester Gesundheit. Der Resttumor, der damals nicht hatte entfernt werden können, ist von allein geschrumpft. Das haben ihm die Ärzte nach einer MRT-Aufnahme gesagt. „Die waren völlig perplex", erzählt er mir lachend. „Bewahren Sie Ihren Glauben und Ihre fröhliche Lebenseinstellung, vielleicht hilft das ja", wird ihm von einer wohlmeinenden Ärztin mit auf den Weg gegeben.

Natürlich führen gute Gefühle nicht immer dazu, dass eine schwere Krankheit verschwindet. Leider ist das zurzeit wohl eher eine Ausnahme. Wozu gute Gefühle aber mit Sicherheit beitragen können, ist, das Leben wieder lebenswert, zufrieden und glücklich zu gestalten.

In dem Roman „25 letzte Sommer“ von Stephan Schäfer (2024) treffen zufällig zwei Menschen aufeinander, die unterschiedlicher kaum sein können.

BEISPIEL

Während der körperlich gesunde Ich-Erzähler ein hektisches Leben führt, in dem Gefühle von Leichtigkeit und Fröhlichkeit fehlen, strahlt der Landwirt Karl Ruhe, Freundlichkeit und Lebenszufriedenheit aus. Karl leidet unter einer unheilbaren Autoimmunerkrankung, die sich durch Schwindel, Kopfschmerzen und körperliche Schwächeanfälle bemerkbar macht. Wie kommt es, dass er trotz seiner schweren Krankheit ein zufriedenes Leben führt? Er hat beschlossen, sich seine Freude am Leben nicht nehmen zu lassen. Er hadert nicht mit seinem Schicksal, sondern bemüht sich um gute Gefühle; er spricht davon, „Säckchen voller Glücksmomente“ zu sammeln.

Gute Gefühle können aber offenbar noch mehr, als nur den Einfluss von Krankheiten auf das Leben zu verändern. Es scheint, dass sie sogar das Leben verlängern können. Menschen, die sich glücklich und optimistisch fühlen, scheinen bessere Chancen auf ein langes Leben zu haben. Forschungen untersuchten in den 90er-Jahren des letzten Jahrhunderts knapp 700 angehende Nonnen daraufhin, ob sie eher eine optimistische oder eine pessimistische Einstellung dem Leben gegenüber hatten. Sie nutzten dazu Tagebuchaufzeichnungen der damals 22-jährigen Klosterschülerinnen. Mehr als 60 Jahre später prüften sie, wer von den Nonnen noch am Leben war. Es stellte sich heraus, dass von den Nonnen, die sich in jungen Jahren als glücklich, optimistisch, fröhlich, zufrieden und zuversichtlich beschrieben hatten, weitaus mehr noch am Leben waren als von den Nonnen, die sich selbst als pessimistisch und unzufrieden einschätzten. Im Alter von 85 Jahren waren von den fröhlichen Nonnen 97 % noch am Leben, während es von den pessimistisch gestimmten Nonnen nur 52 % waren. Im Alter von 93 Jahren lebten von der ersten Gruppe noch 52 %, von der zweiten hingegen nur 18 %. Die glückliche Lebenseinstellung hat sich offenbar ausgezahlt (Danner et al., 2001).

Nun fragen Sie sich bestimmt, wie Sie es bewerkstelligen können, fröhlich und gut gestimmt zu sein, wenn Beschwerden oder Schmerzen Sie plagen. Wo Sie den Glauben, wieder gesund zu werden, hernehmen sollen, wenn Sie krank sind. Nicht jeder oder jede ist mit einem fröhlichen Naturell gesegnet, mit dem man optimistisch in die Zukunft schauen kann.

Auch wenn Sie nicht zu den glücklichen Optimisten gehören, auch wenn es Ihnen bisher schwerfällt, zuversichtlich zu sein – Sie können doch einiges dafür tun, Ihre guten Gefühle zu stärken.

Eine Möglichkeit besteht darin, dass Sie sich etwas Schönes vorstellen – etwas, das Sie erlebt haben oder das Sie gern erleben möchten. Vielleicht erinnern Sie sich an einen schönen Aufenthalt am Meer, in den Bergen oder wo immer es Ihnen gefällt. Oder Sie erinnern sich an eine Situation mit einem Freund, einer Freundin, in der Sie sich aufgehoben gefühlt haben. Vielleicht fällt Ihnen auch ein, wie Sie einen Erfolg, eine Leistung erbracht haben, die Sie glücklich gemacht hat. In all diesen Momenten – und es können sicherlich noch mehr sein als die hier beschriebenen – erlebten Sie Glück und Zufriedenheit. Und wenn Sie jetzt diese Situationen wieder vor Ihrem geistigen Auge auftauchen lassen, dann erleben Sie diese guten Gefühle erneut. So wie allein die Vorstellung, operiert zu werden, die Beschwerden verschwinden lassen kann, und der Glaube, wieder gesund zu werden, Beschwerden von Asthmatikern mildert, können sich gute Gefühle einstellen, auch wenn wir uns die glücklichen Erlebnisse nur vorstellen. Je häufiger wir uns an schöne Momente erinnern, desto mehr festigen wir unsere Fähigkeit, Glück und Zufriedenheit zu erleben.

Eine weitere Möglichkeit, glückliche Gefühle zu festigen, können Sie mithilfe von Körperhaltungen erreichen. Stellen Sie fest, wie Sie sitzen, stehen oder liegen, wenn Sie sich gut fühlen. Dann nehmen Sie genau diese Körperhaltung bewusst ein. Je öfter Sie das tun, desto leichter kann sich Ihnen dieser glückliche Gemütszustand einprägen. Diese Übung wirkt, weil Signale des Körpers automatisch ans Gehirn weitergeleitet werden. Signalisiert der Körper Glück und Zufriedenheit, dann wird über die Nervenbahnen die Botschaft gesendet, dass es Ihnen gut geht. Die Ärztin Croos-Müller (z. B. 2017) hat in humorvollen Bildbänden Übungen zusammengetragen, die zeigen, wie mithilfe des Körpers positive Stimmungen aufgebaut werden können.

Und noch etwas hat sich als wirksam erwiesen. Wenn Sie Ihre guten Gefühle stärken wollen, dann kümmern Sie sich liebevoll um sich selbst. Selbstfürsorge bedeutet, die eigenen Bedürfnisse und Wünsche achtsam wahrzunehmen. Sich um sich selbst zu kümmern, ist nicht mit Egoismus zu verwechseln. Nein, Egoismus im Sinne von Selbstbezogenheit, indem man nur die eigenen Interessen sieht, quasi über Leichen geht, ist nicht gemeint. Aber mit sich selbst gut umzugehen, bedeutet, mit sich im Reinen zu sein. Das beinhaltet Glück und Zufriedenheit.

Wie geht es Ihnen jetzt, nachdem Sie das gelesen haben? Haben Sie auch schon mal die Erfahrung gemacht, dass Sie Ihre Beschwerden weniger oder vielleicht gar nicht mehr wahrnehmen, wenn Sie sich gut fühlen? Oder haben Sie einmal erlebt, dass Ihre Krankheit eine Pause macht, wenn Sie voller Glück und Zuversicht sind? Vielleicht haben sich Ihre Beschwerden auch zurückgebildet, nachdem Sie fest daran geglaubt haben, wieder gesund zu werden. Und kennen Sie die Erfahrung, dass Sie selbst Ihre Krankheit beeinflussen können? Wenn Sie sich etwa etwas Schönes vorstellen oder sich auf schöne Erinnerungen konzentrieren.

Wie Sie wissen, können innere Vorstellungen auf unseren Körper heilsam wirken. Wir können sie nutzen, um unsere Krankheit direkt zu beeinflussen. Die folgende Übung habe ich in abgewandelter Form von Jungnitsch (2003) übernommen.

Übung: Mit inneren Bildern die Krankheit beeinflussen

Versuchen Sie, ein Bild von Ihrer Krankheit zu entwerfen. Das Bild muss keineswegs die anatomischen Gegebenheiten wiedergeben. Es geht einzig und allein darum, dass Sie für sich selbst ein passendes Bild finden. Leiden Sie zum Beispiel unter einer Krebserkrankung, dann können Sie sich die Krebszellen als schwarze Punkte vorstellen; bei Entzündungserkrankungen könnten die Erreger als rote Stacheltiere beschrieben werden. Lassen Sie sich Zeit, bis Sie Ihr ganz persönliches Bild für Ihre Krankheit gefunden haben.

Wenn Sie Ihr Krankheitsbild gefunden haben, dann stellen Sie sich vor, wie Sie selbst heilend auf Ihre Krankheit einwirken können. Wählen Sie wieder ein Bild. So könnte etwa bei einer Krebserkrankung ein Gebläse die schwarzen Punkte, die die Krebszellen darstellen, zerstören; bei einer Entzündungskrankheit könnten die roten Stacheltiere, die die Erreger darstellen, mit einem Wasserschlauch weggespritzt werden. Lassen Sie sich wieder Zeit, um Ihre ganz eigene Vorstellung zu entwickeln, wie Ihr Gesundheitsprozess aussehen kann.

Wenn Sie eine Vorstellung entwickelt haben, wie Sie wieder gesund werden können, dann nehmen Sie diese Vorstellung so intensiv wie möglich wahr. Versuchen Sie, Ihr Gesundheitsbild, Ihre bildliche Vorstellung, wie Sie geheilt werden, wie ein Foto oder ein Gemälde auszustatten. Konzentrieren Sie sich dann darauf. Bleiben Sie eine Weile bei dem guten Gefühl, dass es Ihnen bald wieder besser gehen wird.

2.8 Gewinnen Sie Kraft durch Lesen und Schreiben

„Es tut wohl, den eigenen Kummer von einem anderen Menschen formulieren zu lassen. Formulierung ist heilsam" (Erich Kästner, 1936, S. 13).

Geht es uns besser, wenn wir eine Erzählung, ein Gedicht, einen Roman lesen, in dem wir einen Bezug zu unserem Leben und Leiden herstellen können? Hilft Lesen dabei, unsere Krankheit zu bewältigen? Der Schriftsteller Erich Kästner ist fest davon überzeugt. Seine

Schrift „Doktor Erich Kästners Lyrische Hausapotheke“ (Kästner, 2021) enthält Gedichte, die eine Fülle unterschiedlicher Themen berühren: Einsamkeit, Depression, mangelndes Selbstvertrauen, Schlaflosigkeit und Leiden durch Krankheit. Wie funktioniert diese lyrische Hausapotheke? Erich Kästner (2021, S. 13) schreibt:

> *„Es ist zudem bekömmlich, zu erfahren, dass es anderen nicht anders und nicht besser geht als uns selber. Es beruhigt aber auch zuweilen, das gerade Gegenteil dessen, was man empfindet, nachzufühlen.“*

Die Hausärztin Felizitas Leitner hat ein Buch mit Gedichten herausgegeben, die ihren Patient:innen helfen sollen, gesund zu werden bzw., wenn das nicht möglich ist, trotz allem wieder ein gutes Leben führen zu können (Leitner, 2016). Ein Gedicht, schreibt sie „drückt unaufdringlich eine Stimmung, ein Gefühl oder einen Gedanken aus, in dem die Lesenden sich wiederfinden können, aber nicht müssen [...] Es kann beruhigen und trösten, Hoffnung wecken und Sinn vermitteln“ (S. 8).

Ich stelle Ihnen eine Fallgeschichte aus dem Buch von Felizitas Leitner vor, in der ein Patient Hilfe durch das Lesen eines Gedichts erfährt (Leitner, 2016, 18 ff). Frau Leitner gibt ihrem Patienten Herrn Z. das Gedicht „Nächtlings“ von Günter Kunert (in Leitner, 2016) zu lesen. In diesem Gedicht wird der Streik der Venus beschrieben, die den sich nach Liebe Sehnenden abweist.

BEISPIEL

Herr Z. ist 26 Jahre alt und leidet unter chronischen Schmerzen. Seit Langem ist er arbeitslos. Seine Lebenssituation ist sehr unbefriedigend. Er wäre gern unabhängig, wohnt aber immer noch bei seinen Eltern. Er sehnt sich nach einer festen Freundin, hatte aber noch nie eine längere Beziehung zu einer Frau. Seine Tage verbringt er bei Physiotherapeuten, Ärzten, Psychotherapeuten, Ergotherapeuten und Beratern vom Arbeitsamt. Tagsüber besucht er eine Tagesklinik.

Eines Tages verliebt er sich in eine Angestellte der Klinik. Seine Schmerzen sind plötzlich verschwunden. Er unternimmt zaghafte

Versuche, sich der jungen Frau zu nähern, muss aber erleben, dass seine Gefühle nicht erwidert werden. Daraufhin versinkt er in Wut und Selbstmitleid. Er will sich aber nicht eingestehen, dass die Ablehnung ihn schmerzt. Er behauptet, sie mache ihm gar nichts aus. Von Stund an sind die Schmerzen wieder da. Sie sind nun stärker als je zuvor.

Als er das Gedicht liest, fängt er an zu weinen. Er erkennt sich selbst darin. In der Venus sieht er die Frau, die den Kontakt zu ihm verweigert. Er steht vor der verschlossenen Tür, er wird nicht gehört und bleibt einsam zurück. In dem verlassenen Mond sieht er sich selbst als jemanden, dessen Wünsche nicht erfüllt werden. Die Abwehr der gerade erlittenen Kränkung, die in der Haltung, „das macht mir doch gar nichts aus", zum Ausdruck kommt, bricht mit dem Lesen des Gedichts zusammen. Erstmals kann er seinen seelischen Schmerz zulassen und ihn in Worte fassen. Er kann sagen, dass es ihn sehr kränkt, abgewiesen zu werden. Das entlastet. Der Körper muss nun nicht mehr mit Schmerz auf sich aufmerksam machen.

Wissenschaftler:innen haben herausgefunden, dass Schmerzen, die ursprünglich durch körperliche Ursachen, etwa einen Unfall oder Muskelverspannungen, entstanden sind, durch negative Gedanken und Gefühle chronisch werden können. Durch negative Stimmungen wie Kränkungen und Wut werden Prozesse im Nervensystem angestoßen, die zu einer verstärkten Schmerzwahrnehmung führen (Eßing, 2018b; Flor et al., 2021). In der oben genannten Fallgeschichte des Herrn Z. hat die Ablehnung durch die geliebte Frau zu einer Schmerzverstärkung geführt. Erst als Herr Z. seinen seelischen Schmerz erkennt und ihn benennt, wird der Körper entlastet. Das Gedicht hat den Anstoß dazu gegeben.

Was passiert überhaupt, wenn wir lesen? Lesen erweitert unseren Horizont. Wir tauchen ein in andere Lebenswelten. Werden akute Beschwerden beschrieben, egal ob seelisch oder körperlich, erfahren wir, wie es anderen geht und wie sie sich zu helfen wissen. Oder eben auch nicht, wie sie daran scheitern. Unsere eigenen Beschwerden werden eingebettet in einen größeren Rahmen; sie erscheinen dadurch klarer, umrissener. Bücher können Erkenntnisse und Erfahrungen vermitteln, Trost spenden, Perspektiven aufzeigen. Wir reagieren auf das Gelesene selbst mit Gefühlen, etwa Glück, Entsetzen, Betroffenheit, Angst. Wir sind in der Lage, uns in die Protagonist:innen der Erzählungen einzufühlen und uns vom Gelesenen berühren zu lassen.

Wie das Lesen eines Buches Erkenntnisse mit sich bringen kann, habe ich selbst wiederholt in meiner Praxis erlebt. Da ich viel lese, nenne ich im Gespräch manchmal eine Erzählung oder einen Roman, der mir zu dem jeweiligen Patienten mit seiner Krankheit so einfällt. Ich muss gestehen, das passiert oft, ohne dass ich mir darüber Rechenschaft ablege. Manchmal nenne ich einen Text so nebenbei.

BEISPIEL

Eines Tages überrascht mich ein junger Patient mit der Aussage, er habe nun „Oblomow" von Iwan Gontscharow gelesen. In dem Roman wird ein russischer Adeliger beschrieben, der keinen Ausweg aus seiner Lethargie, seiner Trägheit und Schläfrigkeit findet und sein Leben verpasst. Bereits aufgrund seiner Länge und da seine Handlung im 19. Jahrhundert spielt, passt das Buch meiner Meinung nach nicht unbedingt zu einem jungen Mann. Fehlanzeige. Mein Patient erkennt sich in der Romanfigur des Oblomow wieder. So wie die Romanfigur vertue auch er sein Leben, sagt er mir. Das sei ihm jetzt klar geworden. Und das wolle er nun unbedingt ändern. Er sagt es nicht nur, er tut es auch.

Schriften über die Bewältigung einer Krankheit, egal ob in Romanform oder als Erfahrungsbericht, können hilfreich sein, besonders wenn ein:e Patient:in von der beschriebenen Krankheit selbst betroffen ist. Ein Mensch mit einer bipolaren Störung, der den Roman „Die Welt im Rücken" von Thomas Melle liest, wird dort vermutlich vieles von sich selbst wiederfinden. Melle leidet selbst unter einer bipolaren Störung. Er schreibt über die Zerrissenheit des eigenen Lebens, über das Pendeln zwischen Hochgefühlen und Niedergeschlagenheit, die die Krankheit mit sich bringt. Die in dem Roman beschriebenen und den Betroffenen aus ihrem eigenen Leben bekannten Dramen, aber auch die Wege und Möglichkeiten, wieder herauszufinden, können Trost und Halt geben: Anderen geht es auch so wie mir. Ich bin nicht allein.

Das gilt für fast jede Krankheit. Der Erfahrungsbericht „Lebensnebel“ von der Psychotherapeutin Nora-Marie Ellermeyer über ihre Depression oder der Roman „Leben“ von David Wagner über eine durchgestandene Organtransplantation kann zur Identifikation einladen und Trost und Zuversicht geben. Dazu eignet sich auch der autobiografische Bericht „Überlebt“ des Arztes und Journalisten Hartmut Wewetzer, der von der Heilung seines Magenkrebses erzählt.

Lesen kann helfen, sich selbst besser zu verstehen, und auch Möglichkeiten zur Selbsthilfe anregen. Schreiben kann das auch. Wenn wir etwas in Worte fassen, es vielleicht auch zu Papier bringen, kann das eine befreiende Wirkung haben. Das Leiden ist erst einmal abgelegt und kann aus einer gewissen Distanz, quasi von außen, angeschaut werden. Das entlastet. Ich gehe davon aus, dass die Autor:innen, die über ihre eigene Krankheit schreiben, auch sich selbst damit einen Dienst erweisen.

Der Schriftsteller Hanns-Josef Ortheil erzählt in seinem Roman „Ombra – Roman einer Wiedergeburt“, wie er schreibend wieder ins Leben zurückgefunden hat. Durch sein Schreiben versucht er, die Geschichte seiner Erkrankung zu rekonstruieren. Indem er schreibt, versucht er sich selbst und seine Krankheit besser zu verstehen.

BEISPIEL

Bei Hanns-Josef Ortheil wird mit 68 Jahren eine schwere Herzinsuffizienz festgestellt. Die anschließende Operation verläuft komplikationsreich. Es geht um Leben und Tod. Längere Zeit liegt er im Koma. Als keine Todesgefahr mehr besteht, schließt sich ein Aufenthalt in einer Rehaklinik an. Mit seinem Schreiben versucht der Autor zu ergründen, wer er vor der Krankheit war und ob sein früheres Leben einen Anteil an der Entstehung seiner Krankheit hat. Und er denkt darüber nach, was er in der Zukunft anders machen will. Er stellt fest, dass er bisher ein exzessiver Schreiber war. 70 Bücher hat er geschrieben, nicht berücksichtigt sind dabei seine vielen Aufsätze. Er kommt zu dem Schluss:

„Ohne zu schreiben, kann ich nicht leben. Aber ich sollte nicht nur leben, um zu schreiben. [...] Die Krankheit hat mir Vernunft beigebracht" (Ortheil 2022, S. 293).

Schreiben kann dabei helfen, die eigene Krankheit besser zu verstehen, manchmal auch etwas aus ihr zu lernen, neue Erkenntnisse zu gewinnen. So geht es Ortheil, der beschreibt, dass Schreiben zwar lebenswichtig für ihn ist, aber nicht sein Leben bestimmen soll. Die Krankheit, glaubt er, hat ihm geholfen, in Zukunft ein wenig achtsamer mit sich selbst umzugehen.

Dass wir mit Schreiben unsere Gesundheit fördern können, ist schon lange bekannt, nicht nur in der Psychotherapie, auch in der Medizin. Und etwas aufzuschreiben, ist nicht nur Schriftstellern vorbehalten. Das können wir alle. Die Kraft des Schreibens liegt darin, nach innen zu schauen, sich selbst zu hören, die eigenen Gedanken und Gefühle wahrzunehmen und sie festzuhalten, egal um welche Krankheit es sich handelt. Ob es um Depressionen, Angsterkrankungen, Krebs, Diabetes, Herzbeschwerden oder Magen-Darmprobleme geht, stets kann Schreiben Hilfe zur Krankheitsbewältigung sein. Wenn wir über unsere Schmerzen, Beschwerden, Ängste schreiben, loten wir zugleich aus, wie es in Zukunft für uns weitergehen soll.

Die Schriftstellerin Siri Hustvedt erzählt, dass sie in einer psychiatrischen Klinik regelmäßig Lese- und Schreibkurse anbietet. Sie lässt Patient:innen literarische Texte gemeinsam lesen und bittet sie, diese mit ihren eigenen Lebenserinnerungen in Verbindung zu bringen. Hustvedt ist fest davon überzeugt, dass auf diesem Wege die Betroffenen ihre Krankheit besser verstehen können (Hustvedt, 2010, S. 71 ff).

Auch bei uns in Deutschland werden an einigen Volkshochschulen Lese- und Schreibkurse angeboten. Eine Patientin erzählte mir davon. In dem Kurs, den sie besuchte, trafen sich unter Anleitung einer Literaturexpertin in regelmäßigen Abständen Menschen, die die unterschiedlichsten Krankheiten hatten. Nachdem man sich gemeinsam auf einen Roman, eine Erzählung, geeinigt hatte, fand ein Austausch über das Gelesene statt. Alle Teilnehmenden lasen den Text vor dem Hintergrund ihrer Lebenserfahrungen, um dann die

Erkenntnisse, die sie für sich selbst gewonnen hatten, aufzuschreiben und untereinander auszutauschen. Meine Patientin erlebte den Kurs als sehr zufriedenstellend. Sie war erstaunt, was sie selbst mitnehmen konnte aus der Lektüre, aber auch aus den Beiträgen der anderen Teilnehmenden.

Was denken Sie jetzt, wenn Sie das gelesen haben? Gehören Sie zu den Menschen, die eher wenig lesen? Hat Sie der Text vielleicht dazu angeregt, doch mal ein Buch zur Hand zu nehmen? Denken Sie, dass es eine Chance gibt, davon profitieren zu können? Wenn Sie zu den Menschen gehören, die viel lesen, welche Erfahrungen haben Sie selbst gemacht? Konnten Sie aus Büchern schon mal Erkenntnisse gewinnen? Haben Sie Probleme von sich selbst dort wiedererkannt? Oder konnten Sie Trost, Hoffnung oder Zuversicht aus dem Gelesenen mitnehmen? Vielleicht auch Wege finden, wie Sie selbst mit Ihren Beschwerden besser umgehen können? Vielleicht haben Sie auch schon einmal Ihre belastenden Gedanken und Gefühle aufgeschrieben. Hat Ihnen das gutgetan? Haben Sie den Eindruck, so Ballast abladen und auch mit einem distanzierteren Blick auf Ihre Beschwerden schauen zu können? Um aus der Distanz heraus einen neuen Blick auf die eigenen Beschwerden zu gewinnen?

Die folgende Übung kann Ihnen vielleicht dabei helfen, durch Lesen Kraft zu schöpfen.

Übung: Kraft gewinnen durch Lesen

Erinnern Sie sich an einen Roman, eine Erzählung, ein Gedicht oder an eine Krankengeschichte, die Sie beeindruckt hat? Vielleicht denken Sie an etwas, das Sie erst vor Kurzem gelesen haben? Oder an etwas, das schon länger zurückliegt?

Wenn Ihnen etwas einfällt, dann fragen Sie sich, was genau an dem Erzählten für Sie interessant war. Haben Sie sich selbst wiedererkannt in dem, was Sie gelesen haben? Oder Ihre Lebenssituation? Können Sie aus dem, was Sie gelesen haben, irgendetwas für sich selbst ziehen, was Sie Ihre Krankheit besser verstehen lässt? Oder haben Sie vielleicht sogar Hilfen entdeckt, wie Sie besser mit Ihrer Krankheit umgehen können?
Konnten Sie Trost und Zuversicht in den Büchern finden? Oder hat das Erzählte Sie eher nachdenklich werden lassen, sodass Ihre Krankheit und Ihre Lebenssituation für Sie in einem neuen Licht erscheinen? Hatten Sie einen Gewinn vom Lesen?

2.9 Sexualität als Ressource

„Der Sexualitätsprozeß, mit anderen Worten der expansive biologische Lustprozeß, ist der produktive Lebensprozeß schlechthin!" (Wilhelm Reich 1969, S. 17).

Sicherlich kann Sexualität durch chronische Krankheiten negativ beeinflusst werden. Oft ist das durch die Krankheit selbst bedingt, etwa wenn Gelenkbeschwerden die Bewegungsfähigkeit einschränken oder Medikamente die Lust beeinträchtigen. Bekannt ist, dass zum Beispiel Medikamente gegen Bluthochdruck oder zur Behandlung von Depressionen den Wunsch nach Sexualität empfindlich stören können.

Sexualität kann aber auch die Möglichkeit beinhalten, Krankheiten etwas entgegenzusetzen. Sie kann zu mehr Wohlbefinden beitragen und sogar helfen, Beschwerden zu lindern. Für den Psychoanalytiker Wilhelm Reich war Sexualität die zentrale Lebenskraft, die Krankheiten verhindern und ein gesundes Leben fördern kann. Reich ging davon aus, dass verdrängte sexuelle Impulse für eine Vielzahl von seelischen und körperlichen Krankheiten verantwortlich sind. In der Befreiung der unterdrückten sexuellen Impulse sah er die Möglichkeit, Gesundheit wiederherzustellen (Reich, 1972).

In der Studentenbewegung der 1960er-Jahre wurde Reich als Theoretiker der sexuellen Befreiung angesehen. Seiner Auffassung folgend waren es die repressiven gesellschaftlichen Verhältnisse, die die Sexualität unterdrückten und die für viele seelische und körperliche Störungen verantwortlich waren. Davon kann heute aber nicht mehr die Rede sein. Die Unterdrückung von Sexualität steht nicht mehr im Vordergrund. Statt Unterdrückung sexueller Impulse zeigt sich heute ein unübersehbares Spektrum, Sexualität auszuleben. Fast alles scheint möglich und darf praktiziert werden. Nun kann aber Orientierungslosigkeit gleichfalls die Sexualität störanfällig machen und ihr Wirken als positive Lebensenergie trüben.

Wenn es darum geht, seelische und körperliche Störungen zu beseitigen oder sie zumindest zu mildern, ist für Psychotherapeut:innen, die sich in der Nachfolge von Wilhelm Reich sehen, die befreite sexuelle Energie auch heute noch von zentraler Bedeutung. Heike Buhl von der Wilhelm-Reich-Gesellschaft führt eine Liste seelischer und körperlicher Krankheiten auf, die durch fehlgeleitete sexuelle Energie entstehen können (Buhl, 2025). Sie nennt Depressionen, Asthma, Migräne, Rückenschmerzen, Hauterkrankungen, Bluthochdruck, Arthritis, Verdauungsprobleme, Schmerzen. Durch die Befreiung fehlgeleiteter sexueller Energie können ihrer Meinung nach die genannten Beschwerden gelindert werden.

Unabhängig davon, wodurch die sexuelle Energie getrübt wird, scheint außer Frage zu stehen, dass positiv erlebte Sexualität heilende Auswirkungen auf Erkrankungen haben kann. So haben Forscher:innen herausgefunden, dass Sex gegen Kopfschmerzen und Migräne hilft (Hambach et al., 2013). Geschlechtsverkehr führt vermehrt auch zu Entspannung, wodurch Stressreaktionen geringer ausfallen (Brody, 2006). Das kann sich mildernd auf Ängste und Depressionen auswirken. Darüber hinaus fördert die körperliche sexuelle Aktivität offenbar den Muskelaufbau und verhindert schmerzhafte Muskelverspannungen. Sexuell aktive Frauen leiden seltener unter Herz-Kreislauf-Erkrankungen (Hui Liu, 2016), und bei Männern liegt die Vermutung nahe, dass das Risiko sinkt, an Prostatakrebs zu erkranken (Rider et al., 2016). Es wird vermutet, dass die positive Wirkung der Sexualität durch Endorphine hervorgerufen wird, die während des Orgasmus freigesetzt werden. Weiter löst das Kuschelhormon Oxytocin Gefühle von Entspannung aus, die psychische Beeinträchtigungen und Muskelschmerzen verhindern. Und Sex kann offenbar sogar für ein besseres, jugendliches Aussehen sorgen. Die Produktion von Testosteron und Östrogen wird beim Sex angekurbelt und lässt den Körper jünger und vitaler erscheinen (Weeks & James, 1998).

BEISPIEL

In meiner Praxis konnte ich einmal einen solchen für mich eher rätselhaften Fall eines vitaleren Aussehens bei einer Patientin erleben. Nach einer längeren Therapiepause kommt die 30-jährige Anna zur Weiterbehandlung. Sie strahlt, ihre Haut ist rosig, die Lippen wirken voll und ihre Augen leuchten. Sie wirkt insgesamt jünger und attraktiver, als ich sie in Erinnerung habe. Ich spreche sie auf ihr strahlendes Aussehen an und frage, ob sie Schönheitsbehandlungen hat durchführen lassen, was sie verneint. Im Gespräch erfahre ich, dass Anna einen Mann kennengelernt hat, mit dem sie erstmals in ihrem Leben sehr befriedigenden Sex erlebt. Der Sex mit ihm ist für sie sehr beglückend. Ihr sexuelles Glück zeigt sich auch körperlich.

Wie stark Sexualität eine Hilfe für den Körper sein kann, sich selbst zu heilen, habe ich bei einer anderen Patientin erlebt, die längere Zeit bei mir wegen anhaltender Rückenschmerzen in Behandlung war.

BEISPIEL

Die 37-jährige Beate kommt zu mir, weil sie ein aktuelles Problem besprechen möchte. Sie war vor einigen Jahren bereits bei mir in Therapie. Damals litt sie unter starken seelischen Anspannungen, die sich körperlich in Form von Rückenschmerzen zeigten. Die Behandlung war leider nicht sehr erfolgreich. Zwar ließ die seelische Anspannung nach, die Schmerzen blieben aber hartnäckig bestehen. Als ich sie nun bei unserem erneuten Treffen nach ihren Rückenschmerzen frage, erfahre ich, dass die Beschwerden verschwunden sind. Beate kann auch klar den Zeitpunkt benennen, der die Wende gebracht hat. „Ich habe mich von meinem Freund getrennt", sagt sie, „weil ich einen Mann kennengelernt habe, mit dem ich tollen Sex habe." Beate ist sich sicher, dass die immer noch bestehende beglückende Sexualität ihren Körper von seinen Verspannungen geheilt hat.

Es gibt einen berühmten Roman, in dem erstmals detailliert Sexualität beschrieben wird. Es ist der Roman „Lady Chatterley" von D. H. Lawrence, der in den 20er-Jahren des letzten Jahrhunderts spielt. Er beschreibt, wie sich Glück und Lebenszufriedenheit über die neu entdeckte Sexualität einstellen können.

BEISPIEL

Die 23-jährige Lady Chatterley lebt mit ihrem impotenten Ehemann, der aufgrund einer Kriegsverletzung querschnittsgelähmt ist. Ihr Leben erscheint ihr hohl und leer. Mit der Zeit magert sie immer mehr ab, sie wirkt nervös; Lebenslust erlebt sie schon lange nicht mehr. Der herbeigerufene Arzt spricht von einer Depression und empfiehlt ihr, sich zu erholen, zu reisen und sich freudigen Unternehmungen zu widmen. Als die junge Frau den Förster Oliver Mellors kennenlernt und mit ihm eine erregende sexuelle Beziehung eingeht, verschwinden die depressiven Symptome. Der Roman legt nahe, dass durch die beglückende Sexualität bei der jungen Frau die Depression verschwindet.

Während bei Lawrence Sexualität sehr eng definiert ist – sie wird ausschließlich als heterosexueller Geschlechtsverkehr beschrieben –, wird in der Erzählung „Susan und Miffy" der Psychoanalytikerin und Schriftstellerin Jane Campbell von einer alten Frau berichtet, die sich in ihre junge Pflegerin verliebt.

Nach mehreren Stürzen und einem Schlaganfall ist die 86-jährige Susan gerade in ein Pflegeheim eingewiesen worden. Dort trifft sie auf die junge Pflegerin Miffy und verliebt sich in sie.

Susans Verlangen nach der jungen Frau ist groß. Die Küsse, die sie schließlich mit ihr austauscht, stellen ihr Gefühlsleben völlig auf den Kopf. Susan erlebt trotz ihrer Gebrechlichkeit ihr Leben als großes Glück. Sie hat jetzt, im weit fortgeschrittenen Alter, erstmals das Gefühl zu begreifen, was ein gutes Leben ist.

BEISPIEL

Was denken Sie jetzt, nachdem Sie das gelesen haben? Haben Sie auch schon einmal die Erfahrung gemacht, dass Sex Ihr Wohlbefinden gesteigert hat? Dass Sie Ihre körperlichen Beschwerden für den Augenblick vergessen konnten? Dass sich bei Ihnen insgesamt ein besseres Körpergefühl einstellte, was mit mehr Lebenslust und Hoffnung einherging, trotz der Erkrankung? Um Sexualität genießen zu können, müssen Sie wissen, was Ihnen guttut. Nur dann kann sie einen heilsamen Effekt auf Ihre Krankheit haben.

Vielleicht kann Ihnen die folgende Übung dabei helfen, das herauszufinden.

Übung: Sexuelles Wohlbefinden

Zuerst einmal bitte ich Sie, sich genau zu beobachten. Was gefällt Ihnen? Was genießen Sie? Lieben Sie eher streicheln, kuscheln, sanfte Massagen? Gibt es vielleicht eine besondere Körperhaltung oder gibt es Worte, die Ihr sexuelles Wohlbefinden steigern? Oder ist der Geschlechtsakt für Sie am Wichtigsten? Genießen Sie möglicherweise das Gefühl der körperlichen Vereinigung? Vielleicht lieben Sie aber auch etwas ganz anderes, das hier noch nicht benannt wurde. Was immer es ist, das Sie lieben, das Ihnen gefällt, das Sie mögen und keinesfalls missen möchten: Machen Sie es sich bewusst. Und achten Sie darauf, dass

Sie zusammen mit Ihrem Partner, Ihrer Partnerin Ihre sexuellen Wünsche umsetzen.

2.10 Gönnen Sie sich Ruhe

„Wir lernen, innerlich ruhig zu werden, in dem wir uns wieder ganz und als Ganzes, das heißt in unserer Heilheit und Vollständigkeit als Person spüren“ (Jon Kabat-Zinn, 2013, S. 41 f.).

Vielleicht haben Sie das schon einmal erlebt: Sie haben Schmerzen und unterbrechen das, was Sie gerade tun. Sie gönnen sich Ruhe, legen oder setzen sich bequem hin, versuchen, ruhig zu atmen und Ihren Körper zu entspannen. Und plötzlich stellen Sie fest, dass die Schmerzen nicht mehr da sind. Oder sie sind zumindest so weit zurückgegangen, dass Sie befreit Ihre unterbrochene Tätigkeit wieder aufnehmen. Sie haben vermutlich, ohne dass es Ihnen bewusst ist, etwas getan, das einen körperlichen Ruhezustand herbeiführt. Durch ruhiges Atmen haben Sie Ihr parasympathisches Nervensystem aktiviert, die Konzentration auf den Körper hat zur Lockerung der Muskulatur geführt. Ihr Nervensystem ist in einen Entspannungszustand versetzt worden. Und das alles zusammen hat Ihre Schmerzen beseitigt oder reduziert. Sie haben einen gelösten, ruhigen körperlichen und seelischen Zustand erreicht.

Körperlich und seelisch zur Ruhe zu kommen, können Sie natürlich auch mit professioneller Hilfe lernen. Zur Entspannung der Muskulatur hilft die Progressive Muskelentspannung, ein Verfahren, mit dem Sie üben können, Ihre Muskulatur zu lockern. Mit Meditationsverfahren lernen Sie, Ihre Atmung wahrzunehmen und Ihre Gedanken loszulassen. Yoga zielt auf körperliche und seelische Entspannung. Auch Hilfen zur Entwicklung wohltuender innerer Bilder werden angeboten. Eventuell kann Ihnen ein Kurs helfen, besser zur Ruhe zu kommen. Ich denke aber, dass es bereits gut ist, wenn Sie selbst versuchen, sich in einen Zustand der Ruhe zu versetzen. Möglicherweise wissen Sie bereits, was Ihnen am besten hilft. Es ist auch nicht so, dass jeder Weg zur Entspannung uns allen gleichermaßen guttut. Vielleicht liegt es Ihnen mehr, wenn Sie Ihre Muskulatur lockern. Oder es sind innere wohltuende Bilder, mit denen Sie Ruhe finden. Probieren Sie aus, was Ihnen zusagt.

Der Schriftsteller Emmanuel Carrière praktiziert Yoga seit vielen Jahren. In seinem autobiografischen Roman „Yoga“ beschreibt er, was er darunter versteht. Yoga ist für ihn fast alles, was dem „Zur-Ruhe-Kommen der Bewegung des Geistes“ (Carrière, 2022, Position 879) dient. Zum einen sind das die bekannten Körperübungen. Aber auch nur ruhig dazuliegen und zu schweigen, gehört für ihn dazu. Achtsamkeitsübungen nennt er ebenfalls, also eine nicht bewertende Beobachtung der Atmung, der Gefühle, Gedanken und Probleme. Yoga steht für den Schriftsteller nicht für sich allein, es ist für ihn identisch mit Meditation.

Carrières Vorschlag, alles zu vereinen, was helfen kann, Ruhe zu finden, halte ich für sehr sinnvoll – ob das nun Yoga, Achtsamkeit oder Meditation genannt wird. Ob es Ihnen über spezielle Körperübungen gelingt, über die Entspannung der Muskulatur, über die achtsame Beobachtung Ihrer Gedanken, Gefühle und Belastungen, ist zweitrangig. Wichtig ist, dass Sie etwas finden, das Ihre Erregung senkt und Sie mit Ruhe Ihre Probleme angehen lässt.

Was heißt das nun für den Umgang mit Krankheiten? Kann ein „Zur-Ruhe-Kommen der Bewegung des Geistes“ helfen, Krankheiten zu überwinden? Können auf diesem Wege so schwerwiegende Krankheiten wie Multiple Sklerose, Lateralsklerose oder große psychische Not überwunden werden?, fragt sich Carrière. Über Stephen Hawking habe er gelesen, dass Meditation ihm ermöglicht habe, „im Gefängnis seines gelähmten Körpers zu leben“ (Carrière, 2022, Position 951). Carrière kann sich das nicht vorstellen. Ihm würde das kaum gelingen, schreibt er, wenn er selbst mit einer so bedrohlichen Krankheit geschlagen wäre.

Sicherlich lassen sich mit Meditation oder Yoga nicht schwere Krankheiten überwinden. Was aber gelingen kann, ist, einen besseren Umgang mit den krankheitsbedingten Einschränkungen zu finden. Der Schriftsteller selbst leidet immer wieder unter Depressionen. Eine bipolare Störung wurde diagnostiziert, längere Zeit war er in der Psychiatrie. Wie haben ihm seine Praktiken, zur Ruhe zu kommen, geholfen? Seine Krankheiten konnten nicht geheilt werden. Aber die Praktiken halfen ihm, sein Leben zufriedenstellend zu bewältigen. Er schreibt: „Ich finde, es ist schon viel gewonnen, wenn man durch Meditation ein wenig psychische Stabilität [...] erlangt" (Carrière, 2022, Position 890). Und weiter: „Ich glaube, dass Yoga und Meditation mich so wie die Liebe und das Schreiben bis zu meinem Tod begleiten und halten und tragen werden" (Carrière, 2022, Position 402).

Das ist doch eine Menge. Yoga und Meditation sind tragende Kräfte in seinem Leben. Sie bewirken keine Wunder, sie heilen nicht seine Krankheiten, schaffen aber eine Basis für ein Leben, das er als zufriedenstellend und tragfähig erlebt. Das ist verständlich. Mit allen Methoden, die darauf abzielen, mehr Ruhe zu finden, wird das auf Entspannung zielende parasympathische Nervensystem aktiviert und dem Körper wird Gelassenheit signalisiert. So werden Körper und Seele wieder mehr ins Gleichgewicht gebracht. Das Leben kann dann auch mit einer Erkrankung ruhiger und zufriedenstellender gelebt werden.

Manchmal kann sogar der Verlauf von Krankheiten günstig beeinflusst werden. Wenn es sich nicht um lebensbedrohliche Erkrankungen oder schwere Behinderungen handelt, kann das „Zur-Ruhe-Kommen der Bewegung des Geistes" einen körperlichen Entspannungszustand herbeiführen, der die Beschwerden verschwinden lässt oder zumindest stark reduziert. So war es bei meinem Patienten Roman.

BEISPIEL

Der 30-jährige Roman leidet seit Langem unter Magenbeschwerden. Völlegefühl und Krämpfe treten in letzter Zeit immer häufiger auf. Er traut sich kaum noch aus dem Haus, weil er befürchtet, die Beschwerden könnten ihn jederzeit wieder überfallen. Treten sie auf, hat er Angst, dass sie immer schlimmer werden. Er gerät bereits bei dem Gedanken daran in Panik. Als ich ihm vorschlage, bei dem nächsten Anfall die Schmerzen möglichst achtsam wahrzunehmen, sie also nicht zu verdrängen, sondern sie ruhig zu beobachten, will er zuerst nicht einwilligen. Er tut es dann doch, weil bisher ja nichts geholfen hat. Als es dann so weit ist und die Schmerzen wieder da sind, bemüht er sich um Ruhe und Gelassenheit bei gleichzeitiger Konzentration auf seinen schmerzenden Magen. Roman ist völlig verblüfft, dass die Schmerzen allmählich wirklich nachlassen. Diese Erfahrung macht ihm Mut. Er hat eine Möglichkeit entdeckt, durch achtsame Selbstbeobachtung seine Schmerzen zu reduzieren.

Übermäßig starke Erregung und fehlende innere Ruhe begleiten viele Krankheiten. Körperlich kann sich das in Muskelverspannungen in den unterschiedlichsten Körperbereichen zeigen, oft im Rücken, aber auch in der Brust oder im Unterleib. Das kann zu heftigen Schmerzen führen (Eßing, 2018a). Wenn es gelingt, hier gegenzusteuern und die Erregung zu dämpfen, können die Beschwerden mit etwas Glück wieder verschwinden.

So war es bei Klaus, einem 50-jährigen Bürokaufmann, der unter Herzbeschwerden litt. Die Beschwerden basierten auf einer stark verspannten Muskulatur im Brustbereich, wovon Klaus sich aber nur schwer überzeugen ließ. Er glaubte, ein krankes Herz zu haben.

BEISPIEL

Klaus spürt einen schmerzhaften Druck im Brustbereich. Er hat verschiedene Ärzte aufgesucht, aber bisher konnte keiner von ihnen eine organische Ursache feststellen. Über seine Gefühle will Klaus nicht gern mit mir sprechen. Die dürfe man doch gar nicht so ernst nehmen, meint er. Das führe zu nichts. Ich erfahre nur, dass er viel Ärger im Beruf und in der Familie hat. Als ich ihn frage, wie er mit seinem Ärger umgeht, sagt er, den lasse er an sich abprallen. Nun gehen ungute Gefühle wie Ärger, auch wenn wir sie nicht wahrhaben wollen, mit innerer Unruhe und hoher körperlicher Erregung einher, was wiederum zu einer verstärkten schmerzhaften Muskelanspannung führen kann. Klaus' Herzschmerzen lassen sich mit der Unterdrückung seines Ärgers erklären. Wir versuchen, mit körperorientierten Verfahren die Erregung zu senken. Mit Progressiver Muskelanspannung gelingt es auf Anhieb recht gut. Klaus' Brustschmerzen lassen nach. Wir wollen schauen, ob allein auf diesem Wege, indem der Körper zur Ruhe gebracht wird, die Schmerzen dauerhaft zum Verschwinden gebracht werden können.

Was denken Sie jetzt, nachdem Sie das gelesen haben? Können Sie sagen, wie Sie selbst am besten zur Ruhe kommen? Hilft es Ihnen vielleicht, sich ruhig hinzulegen oder zu setzen und Ihre Gedanken einfach schweifen zu lassen? Oder tun Ihnen Übungen zur Muskelentspannung gut? Haben Sie schon einmal versucht, Ihre Gedanken, Ihre Gefühle und Ihr Verhalten achtsam zu beobachten? Hat Ihnen das geholfen, ein wenig besser zur Ruhe zu kommen? Vielleicht haben Sie ja auch mal die Erfahrung gemacht, dass es Ihnen besser geht, wenn Sie Ihre Schmerzen oder Beschwerden nicht bekämpfen, sondern sie bewusst wahrnehmen. Geht das bei Ihnen mit mehr Ruhe und körperlicher Entspannung einher?

Diese aus der Achtsamkeitspraxis stammende Übung kann Ihnen vielleicht helfen, besser zur Ruhe zu kommen.

Übung: Body Scan

Legen oder setzen Sie sich möglichst bequem hin und konzentrieren Sie sich auf Ihren Körper. Machen Sie sich bewusst, ob Ihnen warm oder kalt ist oder ob Ihre Temperatur sich genau richtig anfühlt. Nehmen Sie wahr, wie der Kontakt Ihres Körpers zu der Unterlage ist, auf der Sie sitzen oder liegen. Nehmen Sie all dies wahr, möglichst ohne zu bewerten.

Und nun machen Sie eine kleine Reise durch Ihren Körper. Beginnen Sie bei Ihren Füßen. Was spüren Sie dort? Ein leichtes Kribbeln oder Pulsieren? Ein Gefühl der Schwere oder Leichtigkeit oder etwas ganz anderes? Nehmen Sie es wahr. Gehen

Sie weiter zu Ihren Beinen. Spüren Sie auch hier nach, was Sie dort fühlen können. Wärme oder Kühle, Schwere oder Leichtigkeit? Konzentrieren Sie sich darauf. Dann spüren Sie nach, wie es Ihrem Bauch, Rücken und Po geht. Liegt der Rücken ruhig im Polster, sind Bauch und Po ruhig und entspannt? Oder fühlen Sie ein Pulsieren, Kribbeln oder irgendwelche anderen Empfindungen? Nehmen Sie möglichst alles wahr, was Sie spüren. Und schließlich gehen Sie weiter zum Hals und zum Kopf. Spüren Sie auch in diesen Körperbereich hinein. Nehmen Sie achtsam wahr, was jetzt dort ist. Schwere oder Leichtigkeit, Wärme oder Kühle, Kribbeln oder Pulsieren? Vielleicht auch etwas ganz anderes. Registrieren Sie es.
Und abschließend konzentrieren Sie sich auf Ihren Körper als Ganzes. Wie geht es Ihnen jetzt? Fühlt sich Ihr Körper anders an als zu Beginn der Übung? Vielleicht ein wenig ruhiger, entspannter? Wenn das so sein sollte, dann genießen Sie dieses angenehme Gefühl noch eine Weile.

2.11 Richten Sie Ihren Blick nach außen

„Ändere dich selbst, um die Welt zu verändern" (Matthieu Ricard, 2008, S. 134).

Selbstverwirklichung ist heute das Gebot der Stunde. Jeder und jede will die eigenen Möglichkeiten und Fähigkeiten entwickeln und ausleben. Das ist an sich auch nicht schlecht. Wenn wir jedoch nichts mehr außer unserem eigenen Ego sehen, besteht die Gefahr, dass wir nur noch um uns selbst kreisen, und das tut weder uns selbst noch unseren Mitmenschen gut. Natürlich ist es gut, das eigene Potenzial auszuloten und es so gut wie möglich umzusetzen. Wenn wir nicht dabei stehen bleiben, sondern versuchen, mit unseren Fähigkeiten in die Welt zu gehen, dann entsteht ein Gefühl von tieferem Lebenssinn. Wenn wir versuchen, an wichtigen Zielen, die der Allgemeinheit dienen, mitzuarbeiten, bei uns selbst ansetzen, um in einem zweiten Schritt darüber hinauszugehen, profitieren wir auch selbst. Unter Berufung auf Frankl verweist Yalom (2004) auf diese Form des Lebenssinns. Wenn wir über unseren Schatten springen, uns selbst vergessen, über uns hinausgehen, uns für eine Sache voll in Anspruch nehmen lassen – wenn wir uns also Zielen außerhalb unserer selbst widmen, dann tun wir nicht nur Gutes für andere oder leisten Wichtiges für die Allgemeinheit, sondern stärken uns auch selbst. Das Bewusstsein, Sinnvolles in der Welt zu tun, geht mit guten Gefühlen einher und wirkt sich förderlich auf unsere körperliche und seelische Gesundheit aus.

Voraussetzung für die Hingabe an eine Sache ist die Fähigkeit, von den eigenen Befindlichkeiten auch mal absehen zu können. Aber auch Werte gehören dazu, als Orientierung für das, was wichtig ist. Wenn wir uns gesellschaftlich engagieren, zum Beispiel gegen Luftverschmutzung kämpfen, für eine bessere Versorgung Obdachloser eintreten oder wissenschaftliche Erkenntnisse vorantreiben, dann gehört dazu die Überzeugung, dass diese Aufgaben wirklich wichtig sind. Dazu gehört aber auch, dass wir bereit sind, zeitweise von unseren individuellen Bedürfnissen abzusehen. Stellen Sie sich vor, Sie leiden gerade unter Schmerzen, Sie haben akute körperliche Probleme, Ihre Behinderung plagt Sie oder Sie fühlen sich einfach schlecht. Sie sollen aber gerade jetzt an einer Kampagne teilnehmen oder wichtige Arbeiten erledigen, die keinen Aufschub dulden. Sie müssen dann von sich selbst absehen, trotz Ihrer körperlichen oder seelischen Probleme aktiv werden. Vielleicht kennen Sie das: Wenn Sie für eine Sache, die Ihnen wichtig ist, trotz Ihrer akuten Probleme etwas tun, geht das meistens mit einem guten Gefühl einher. Die eigenen Belastungen geraten so in den Hintergrund.

Die Motivation, von uns selbst abzusehen und unseren Blick nach außen zu richten, trägt vielleicht sogar dazu bei, das Leben zu verlängern. Die Lebensgeschichte des Physikers Stephen Hawking kann diesen Schluss nahelegen. Trotz seiner schweren Behinderung forschte Hawking intensiv zur Kosmologie, zur Relativitätstheorie, zu schwarzen Löchern. Seine bahnbrechenden Arbeiten machten ihn zu einem der bedeutendsten Wissenschaftler unserer Zeit.

Stephen Hawking erkrankte bereits mit 20 Jahren an einer unheilbaren Krankheit, amyotropher Lateralsklerose (ALS). Von seinen Ärzten wurde ihm ein baldiger Tod vorausgesagt. Hawking lebte mit zunehmend schwereren Behinderungen. In seiner letzten Lebensphase konnte er nur noch wenige Muskeln bewegen, saß im Rollstuhl, hatte ein Atemgerät und konnte nur mithilfe eines Sprachsynthesizers sprechen. Das hielt ihn aber nicht davon ab, seine Forschungen voranzutreiben. Obwohl ihm immer wieder im Laufe seines Lebens gesagt wurde, dass er bald sterben müsse, wurde er 76 Jahre alt.

BEISPIEL

Seine Behinderungen hielten Hawking nicht davon ab, zu forschen und der Welt wichtige Erkenntnisse zu hinterlassen. Wie hat er es geschafft, trotz seiner massiven körperlichen Einschränkungen nicht zu verzweifeln und seine wissenschaftlichen Ziele zu verfolgen? Lesen Sie, was er selbst dazu sagt:

„Ich hatte ein gutes und erfülltes Leben. Meiner Meinung nach sollten sich behinderte Menschen auf die Dinge konzentrieren, die ihnen möglich sind, statt solchen hinterherzutrauern, die ihnen nicht möglich sind“ (Hawking, 2013, S. 148 f.). „Meine Behinderung hat meine wissenschaftliche Arbeit nicht wesentlich beeinträchtigt“ (S. 145). „Bevor meine Krankheit erkannt worden war, hatte mich mein Leben gelangweilt. […] Doch kurz nachdem ich aus dem Krankenhaus heraus […] war, begriff ich, dass es eine Reihe wertvoller Dinge gab, die ich tun könnte, wenn mir ein Aufschub gewährt würde […] Wenn ich schon sterben musste, konnte ich wenigstens noch etwas Gutes tun“ (S. 59).

BEISPIEL

Stephen Hawking war in seinen letzten Lebensjahren schwer behindert. Er musste rund um die Uhr gepflegt werden, konnte sich kaum bewegen und nicht selbstständig sprechen – ein Zustand, den die meisten von uns sich wohl kaum vorstellen können. Trotz dieser immensen Einschränkungen gelang es ihm, Bedeutendes zu leisten. Ihm war wichtig, vor seinem früh erwarteten Tod noch „etwas Gutes", „eine Reihe wertvoller Dinge" (Hawking, 2013, 59) zu tun. Etwas, wovon die Welt profitieren kann.

Nun können Sie natürlich sagen, bei einem Genie wie Hawking, der zu bahnbrechenden Forschungen in der Lage war, ist vielleicht nachvollziehbar, dass sein Erkenntnisdrang dazu führte, dass er sich über seine Krankheit hinwegsetzen konnte. Mit seinen Forschungen hat er sich einer Lebensaufgabe gewidmet, den Blick nach außen gewandt, weg von seiner extremen Behinderung. Und trotz aller ärztlichen Voraussagen über seinen baldigen Tod hat sein Drang, etwas Wichtiges leisten zu wollen, ihm noch ein langes Leben gegönnt.

Den Blick nach außen zu richten, auf ein wichtiges Ziel, und dafür von den eigenen Beschwerden und Behinderungen abzusehen – das gelingt aber nicht nur einem Genie wie Hawking. Ich habe in meiner Praxis wiederholt Menschen getroffen, deren selbst gewählte Aufgaben sie ihre Erkrankungen zeitweise vergessen ließen. Der Blick nach außen ging zudem mit mehr Lebensfreude einher. Offenbar war er auch förderlich für die Gesundheit.

BEISPIEL

Bei dem 50-jährigen Rudolf wird Prostatakrebs festgestellt. Er soll schnellstmöglich operiert werden. Mit der Operation noch zu warten, halten seine Ärzte für fahrlässig. Sie warnen ihn, es könne sogar sein Tod sein. Rudolf will aber nicht ins Krankenhaus. Trotz der düsteren Voraussagen seiner Ärzte besteht er darauf, zuerst seine Aufgaben erledigen zu müssen. Es ist Frühling und er hat als Gartenarchitekt die Arbeit übernommen, einen öffentlichen Park anzulegen. Er liebt seine Arbeit. Zu mir sagt er: „Der Park duldet keinen Aufschub. Ich kann ihn nur jetzt anlegen. Und sollte ich wirklich sterben müssen, dann habe ich wenigstens der Menschheit etwas Schönes hinterlassen. Etwas, das bleibt und das meinen Namen trägt." Im Herbst höre ich wieder von ihm. Er hat sich zu einem späteren Zeitpunkt doch noch operieren lassen. Er fühlt sich gesund. Der Aufschub hat ihm nicht geschadet.

Rudolf identifiziert sich voll und ganz mit seiner Arbeit als Gartenarchitekt. Sie verleiht seinem Leben Sinn. Er möchte die Nachwelt mit Schönheit beglücken. Er kann es nicht ertragen, diese wichtige Arbeit wegen seiner Krankheit fallen zu lassen. Natürlich können wir nicht genau wissen, ob die Ausführung seiner Aufgabe gut für seine Gesundheit war. Fest steht aber, dass der Aufschub der Operation ihm nicht geschadet hat.

Manchmal ist es auch so, dass das eigene Leiden uns erst den Blick nach außen richten lässt. Die Krankheit, unter der wir selbst leiden, der körperliche oder seelische Schmerz, die Behinderung, ist oft der Anstoß dazu, anderen Menschen mit ähnlichen Problemen helfen zu wollen. Das daraus erwachsene Engagement kann sehr erfüllend sein und wiederum dazu beitragen, die eigene Gesundheit zu stärken.

So war es bei meiner Patientin Beate. Beate hat vor einigen Jahren einen Selbstmordversuch verübt und eine Behinderung davongetragen. Ihre Erfahrungen nutzt sie nun, um andere davon abzuhalten, ein ähnliches Schicksal wie sie selbst zu erleiden.

BEISPIEL

Beate ist stark eingeschränkt in ihren Bewegungen. Sie kann sich nur mit einem Stock mühsam fortbewegen. Treppensteigen ist eine Qual. Die Behinderung hat sie sich durch einen Sturz von einer Brücke zugezogen. Damals erschien ihr das Leben sinnlos. Ihr Mann hatte sie verlassen, und sie konnte sich ein Leben ohne ihn nicht vorstellen. Heute kann sie nicht mehr begreifen, was sie damals zum Selbstmord getrieben hat. Sie leidet stark unter ihrer Behinderung. Sie entschließt sich, anderen Menschen zu helfen, damit sie nicht in eine ähnliche Situation wie sie selbst geraten. Sie schließt sich einer Organisation zur Suizidprävention an, als selbst Betroffene ist sie bestens für diese Arbeit geeignet. Sie geht zu Selbsthilfegruppen von Suizidgefährdeten, stellt sich dort vor und berichtet von ihrem Leben, das sie vor einigen Jahren beenden wollte. Mit ihrer körperlichen Behinderung macht sie eindringlich auf die möglichen Folgen einer geplanten Selbsttötung aufmerksam. Sie steht auch für Einzelgespräche zur Verfügung und hat ein offenes Ohr für die Krisen der Betroffenen. Darüber hinaus spricht sie mit Verwandten und

Freunden von Suizidgefährdeten, die sich sorgen. Sie erteilt Ratschläge und bietet auch ihnen Hilfe zur Unterstützung an.

Beates körperliche Beschwerden sind sehr stark. Bewegungen gehen stets mit Schmerzen einher. Trotzdem nimmt sie die regelmäßigen Wege zu den Gruppentreffen auf sich. Sie tut es, weil sie ihre Aufgabe, anderen zu helfen, wichtig findet. Ihre Tätigkeit tut ihr gut. Sie hilft ihr, sich mit sich selbst auszusöhnen und trotz ihrer Behinderung ein befriedigendes Leben zu führen. Zu mir sagt sie: „So ist aus meiner dummen Selbstmordabsicht doch noch etwas Gutes entstanden. Ich kann anderen helfen, ein ähnliches Schicksal zu vermeiden."

Was denken Sie jetzt, nachdem Sie das gelesen haben? Haben Sie auch schon die Erfahrung gemacht, dass es Ihnen guttut, wenn Sie Ihren Blick nach außen richten, weg von sich selbst? Haben Sie eine Beschäftigung, die Ihnen so wichtig ist, dass Sie sie ausüben, selbst wenn Schmerzen oder Beschwerden Sie plagen? Kennen Sie das Gefühl, dass es Ihnen trotz allem gut geht, wenn Sie diese Ihnen so wichtige Aufgabe erledigt haben? Dass die Beschwerden dadurch in den Hintergrund treten, insgesamt nicht mehr so wichtig sind? Wenn Sie zurzeit keine so wichtige Aufgabe haben: Können Sie sich vorstellen, wie es sich anfühlen würde, wenn Sie eine solche Aufgabe hätten? Eine Aufgabe, die Sie trotz Ihrer Beschwerden gern ausüben würden. Weil sie Sie bereichern würde und dazu beitragen könnte, Ihre Krankheit nicht Ihr Leben bestimmen zu lassen?

Die folgende Übung kann Ihnen vielleicht helfen, sich mit einer Aufgabe zu stärken, die über Ihre individuellen Interessen hinausgeht.

Übung: Sich einer Aufgabe hingeben

Überlegen Sie einmal, welche Fähigkeiten Sie haben. Was ist Ihr persönliches Potenzial? Können Sie gut zuhören, sind Sie einfühlsam, hilfsbereit? Welche anderen Fähigkeiten haben Sie, z.B. auf fachlicher Ebene? Können Sie irgendetwas besonders gut? Sind Sie handwerklich, künstlerisch oder wissenschaftlich begabt? Sind Sie ein Organisationstalent? Welche Fertigkeiten und Fähigkeiten haben Sie?

Dann überlegen Sie, wie Sie sich mit Ihren Fähigkeiten in der Welt engagieren können. Fällt Ihnen etwas ein, wo Sie sich einbringen können? Vielleicht in einer bereits bestehenden Organisation oder Sie ergreifen selbst die Initiative?

Wenn Sie sich vorstellen, dass Sie Ihre persönlichen oder auch fachlichen Fähigkeiten in die Welt hinaustragen: Was denken Sie, wie sich das auf Sie selbst auswirken könnte? Wie würden Sie sich fühlen? Wie würde Ihr Körper darauf reagieren? Lassen Sie diese Vorstellung eine Weile auf sich wirken.

3 Jung und chronisch krank

„Eine schwere körperliche Krankheit stößt die Tür zu existentiellen Fragen auf, egal ob man sechzig oder achtzehn Jahre alt ist" (Schmitt et al., 2007, S. 44).

Chronische Krankheiten treten vermehrt im höheren Lebensalter auf. Das heißt aber nicht, dass Jugendliche und junge Erwachsene nicht davon betroffen sein können. Zu den weitverbreiteten chronischen Krankheiten zählen unter anderem Diabetes mellitus Typ 1, Asthma bronchiale, Epilepsien, Migräne, Kopfschmerzen, Neurodermitis, chronisch-entzündliche Darmerkrankungen und rheumatische Krankheiten. Die Krankheit trifft die jungen Menschen in einem Lebensalter, das von besonderen Herausforderungen geprägt ist. Die Entscheidung für Ausbildungswege, das Ausprobieren von Liebesbeziehungen, Autonomiebestrebungen, wie selbstständig den Alltag zu managen und allein oder mit Freunden eine Wohnung zu beziehen, gehören in diese Phase. Der Versuch, erstmals eigene Wege zu gehen, prägt diese Zeit, die nun durch krankheitsspezifische Herausforderungen empfindlich gestört wird. So können Beeinträchtigungen durch Schmerzen, körperliche Einschränkungen oder Krankenhausaufenthalte die sozialen Kontakte empfindlich einschränken und die alterstypische Lebensplanung behindern. Dazu kommen oft noch Stigmatisierungen. Ein junger Patient mit Epilepsie erzählt mir, ständig als „Psycho" beschimpft zu werden. Ein anderer Patient mit Migräne berichtet, kaum noch gefragt zu werden, wenn es darum geht, etwas gemeinsam zu unternehmen. Er habe einfach zu oft absagen müssen. Dieses Ausgegrenztwerden schlägt aufs Selbstbewusstsein. Das Gefühl, „Ich bin anders als die anderen", lässt den Optimismus und die Aufbruchstimmung, die eigentlich zu dieser Lebenszeit gehört, erheblich sinken.

Was kann helfen, trotz der vielen Belastungen Mut und Lebenskraft zu finden, die für das weitere Leben so dringend gebraucht werden? Eine Untersuchung an 45 chronisch kranken jungen Menschen geht dieser Frage nach (Schmitt et al., 2007). Sie zeigt, dass ein Sinn im Leben dabei von großer Bedeutung ist. Unter einem Sinn im Leben verstehen viele der Befragten das Vorhandensein guter sozialer Beziehungen. Sie betonen den Wunsch nach emotionaler Zusammengehörigkeit und dem Erhalt von Bindungen innerhalb der Familie, mit Freunden und Partnern.

Wie wichtig eine soziale und emotionale Unterstützung durch Freunde ist, um ein gutes Leben trotz körperlicher Einschränkungen zu führen, wird in dem autobiografischen Roman „Crazy" von Benjamin Lebert (1999) erzählt.

BEISPIEL

Der 16-jährige Benjamin ist halbseitig gelähmt. Seine linke Körperhälfte kann er nur eingeschränkt benutzen. Vieles kann er wegen seiner Behinderung nicht, etwa rennen, springen, klettern, ein Brot mit Butter bestreichen, Schnürsenkel binden. Zusätzlich leidet er unter Schmerzen. In seinem neuen Internat stellt er sich mit den Worten vor: „Ich heiße Benjamin Lebert, bin sechzehn Jahre alt, und ich bin ein Krüppel." (Lebert 1999, S. 21)
Benjamin hat das Glück, von seinen Mitschülern gut aufgenommen zu werden. Trotz seiner Behinderung kann er mit ihnen ein für sein Alter normales Leben führen. Rauchen, erste sexuelle Erfahrungen, nächtliche Ausflüge gehören dazu. In früheren Schulen musste er auch mal Mobbing wegen seiner Behinderung erleben. Jetzt ist das anders. Die Freundschaft seiner neuen Mitschüler trägt und stützt ihn.

In der oben genannten Untersuchung an chronisch kranken jungen Menschen spielt neben einem Sinn im Leben auch der Wunsch nach Intensität, nach Lebensfreude, nach Genuss eine große Rolle. Wichtig ist vielen der Betroffenen, die Krankheit auch mal vergessen zu können. Das habe ich auch in meiner Praxis von Manuel gehört.

BEISPIEL

Der 25-jährige Manuel hat Colitis ulcerosa. Er sagt, dass er nicht daran denkt, wegen seiner Erkrankung auf die Freude im Leben zu verzichten. Wenn es ihm gut gehe, sei er voller Energie. Er tue dann alles, was ihm Spaß mache. Er lebe dann so intensiv wie möglich. Und er glaubt, dass die Freude und Lebenslust durch die Krankheit sogar erst gesteigert wird. Durch die vielen Tiefpunkte, die Schmerzen, die Einschränkungen in seinem Leben könne er die Höhepunkte intensiver wahrnehmen. Die Krankheit hat für ihn einen tieferen Sinn. Durch sie wird er in die Lage versetzt, die freudigen Erlebnisse besonders genießen zu können.

Ein weiterer wichtiger Punkt, der von den jungen Leuten in der oben genannten Untersuchung benannt wird, ist der Wunsch, selbst etwas auf die Beine zu stellen: Sich zu engagieren, ein Projekt zu verfolgen, das auch anderen Menschen hilft. Das stärkt das Selbstbewusstsein, trotz aller krankheitsbedingten Einschränkungen und Beschwerden.

In ihrem autobiografischen Buch „Bombenkopf“ bringt Phia Quantius das deutlich zum Ausdruck. Seit ihrer Kindheit leidet sie unter einer schweren Form von Migräne. Ihr ist wichtig, anderen Menschen von ihren Erfahrungen mit der Krankheit zu erzählen und ihnen Ratschläge zu geben, was helfen könnte. Sie schreibt: „Ich brenne für das Buch. Ich möchte die Öffentlichkeit für das Thema nutzen, möchte die Erkrankung so sichtbar wie möglich machen und zudem Betroffenen helfen“ (Quantius 2023, S. 229).

Phia wird drei bis sechs Mal pro Monat von krassen Kopfschmerzen, Sehstörungen, Übelkeit, Lähmungen, manchmal auch Halluzinationen befallen. Die Krankheit ist „die reinste Hölle“ (S. 11). Ihr Leben ist durch sie stark beeinträchtigt. Sport ist kaum noch möglich, Partys, Treffen mit Freunden finden nur eingeschränkt statt. Trotz alledem bemüht sie sich, ihr Leben zu genießen. Ihr Leitmotiv ist: „Ich bin mehr als meine Migräne“ (S. 206).

Was gibt sie anderen Betroffenen mit auf den Weg? Sie schreibt, die Krankheit zu akzeptieren, sei für sie ein erster Schritt gewesen. Das habe den Druck rausgenommen und die Angst reduziert.

BEISPIEL

Angst und Stress habe sie als Auslöser für Schmerzattacken feststellen können und die Reduktion habe geholfen, die Anfälle weniger heftig ausfallen zu lassen. Weiter trage sie verschiedene Hilfsmittel, wie Medikamente, Beruhigungstees, eine Sonnenbrille gegen mögliche Überreizungen, ständig in ihrer Tasche bei sich, um für den Notfall gerüstet zu sein. Auch ein Coaching gegen den Schmerz, ein Entspannungsverfahren und psychologische Gespräche hätten ihr geholfen. Ihr zentrales Anliegen ist es, als Betroffene andere Betroffene dazu aufzurufen, herauszufinden, was ihnen hilft, also Expert:innen für die eigene Erkrankung zu werden.

Es gibt noch einen weiteren Punkt, der für die Befragten der Untersuchung bedeutsam ist. Die jungen Menschen betonen, dass es gerade wegen ihrer Erkrankung wichtig ist, keine Zeit zu verlieren, sich auf die Dinge im Leben zu konzentrieren, die ihren Wünschen und Interessen entsprechen. Bei eingeschränkter und vielleicht sogar verkürzter Lebenszeit ist das besonders bedeutsam.

In meiner Praxis habe ich das von einem jungen Mann erfahren, der unter Epilepsie leidet. Er sagt, seine Krankheit bringe ihn dazu, nur noch das zu tun, was für ihn wichtig ist.

BEISPIEL

Der 18-jährige Jan erlebte mit 16 Jahren erstmals epileptische Anfälle, die als Absence-Anfälle diagnostiziert wurden. Absence-Anfälle zeigen sich in kurzer, nur wenige Sekunden anhaltender Desorientiertheit, die mit motorischen Phänomenen wie Augenzwinkern einhergehen. Während Jan seine Anfälle nicht bewusst wahrgenommen hat, haben seine anwesenden Freunde ihn auf sein merkwürdiges Verhalten hingewiesen. Seit er Medikamente bekommt, sind die Anfälle zwar nicht mehr aufgetreten. Aber Jan fürchtet sich, dass es doch wieder passieren kann. Er macht gerade sein Abitur. Bisher war er sich nicht sicher, welchen Beruf er ergreifen will. Sein Vater hat ein Bekleidungsgeschäft und wünscht sich, dass der Sohn Betriebswirtschaft studiert und später das Geschäft übernimmt. Jan interessiert sich aber mehr für Bücher. Eine Buchhändlerausbildung würde er gern machen. Bisher hat er sich noch nicht entschlossen, wie es mit ihm weitergehen soll. Nun ist er sich aber sicher. Er will seine Wünsche umsetzen, also die Buchhändlerausbildung beginnen. Zu mir sagt er, dass er ja gar nicht wissen könne, wie es mit ihm und seiner Krankheit weitergehe. Da will er seine Lebenszeit bewusst nach seinen Wünschen ausrichten.

Was die Hilfen betrifft, die ältere und jüngere chronisch kranke Menschen einsetzen, um ein erfülltes Leben zu führen, scheint es keine großen Unterschiede zu geben. Einen Sinn im Leben finden, emotionale Bindungen stärken, intensiv leben, selbst ein Projekt auf die Beine stellen, die eigenen Wünsche umsetzen. Das sind die Themen, die auch bei den jungen Menschen im Vordergrund stehen.

Allerdings sind jüngere Menschen stärker von den Einschränkungen der Krankheit betroffen, weil zu ihrer Lebensphase wichtige Entwicklungsschritte gehören, die sie zusätzlich bewältigen müssen. Ein eigenständiges Leben zu führen, Berufsfindung, Liebesbeziehungen und Partnersuche müssen angegangen und gemeistert werden. Alles ist bei ihnen noch drängender, weil ihnen die Zeit möglicherweise davonläuft.

Was denken Sie jetzt, nachdem Sie das gelesen haben, zumal wenn Sie jung sind? Kennen Sie das, dass Sie fürchten, Ihre Erkrankung hindere Sie daran, die wichtigen vor Ihnen stehenden Lebensziele anzugehen? Dass körperliche oder seelische Beeinträchtigungen Ihnen nicht genug Zeit lassen für das, was Ihnen wichtig ist im Leben? Vielleicht einen Beruf zu finden, der Ihnen gefällt? Oder Liebesbeziehungen auszuprobieren? Vielleicht auch Freundschaften zu intensivieren? Oder was immer Ihnen noch einfällt, das Sie in Ihrem Leben umsetzen möchten.

Wenn es Ihnen schwerfällt, sich zu entscheiden, welche Wünsche und Interessen Sie unbedingt umsetzen möchten – gerade im Hinblick darauf, dass die Krankheit viel von Ihrer Lebenszeit in Anspruch nimmt –, dann hilft Ihnen möglicherweise die folgende Übung dabei, das herauszufinden.

Übung: Prioritäten setzen

Überlegen Sie, was Ihnen wichtig ist im Leben, was Sie gern tun möchten, was in Ihrem Leben nicht fehlen darf. Welche Ziele möchten Sie unbedingt erreichen? Vielleicht eine Partnerschaft eingehen, ein Hobby ausüben, ein Projekt durchführen, einen Beruf finden, sich mit Musik oder Kunst beschäftigen. Was immer Ihnen einfällt, machen Sie eine Liste der Dinge, die in Ihrem Leben nicht fehlen dürfen. Dann nummerieren Sie Ihre Wünsche. Der wichtigste Wunsch erhält die Ziffer 1, die übrigen werden, je nachdem wie wichtig sie für Sie sind, chronologisch geordnet. Und nun konzentrieren Sie sich auf Ihren ersten Wunsch und überlegen, wie Sie ihn umsetzen können. Wenn Sie eine Idee haben, wie das gehen könnte, zögern Sie nicht mit der Umsetzung. Gehen Sie Schritt für Schritt vor. Mit Ihren übrigen Wünschen können Sie genauso verfahren. Genießen Sie dabei das gute Gefühl, selbst aktiv zu sein.

4 Spontanheilungen gibt es

„Ich würde lieber Menschen Hoffnung geben und erleben, wie sie das in Wohlergehen verwandeln, statt es zu unterlassen, sie mit Möglichkeiten zu inspirieren" (David Hamilton, 2013, S. 15).

In diesem Kapitel geht es nicht darum, was Sie tun können, um Ihrer Krankheit Widerstand entgegenzubringen, damit sie nicht Ihr Leben beherrscht. Hier geht es um die Möglichkeit, wieder gesund zu werden. Es kommt vor, dass Menschen geheilt werden, von ganz allein, ohne medizinische oder psychotherapeutische Hilfe. Das ist mit dem Begriff Spontanheilung gemeint. Spontanheilungen selbst von schweren Krankheiten wie Krebs oder Autoimmunerkrankungen gibt es nachweislich. Das wird nicht bestritten. Sie kommen nur sehr selten vor. Und man weiß nicht genau, wie das vonstattengeht, dass der Körper oder die Seele sich selbst heilt.

Ich glaube, dass wir aus den wenigen beschriebenen Fällen von Spontanheilungen etwas lernen können. Nicht in dem Sinne, dass wir nun einen sicheren Weg kennen, mit dem wir wieder gesund werden. Den bieten uns die bekannten Fallgeschichten leider nicht. Aber es lassen sich Hinweise finden, die Körper und Seele guttun und den Heilungsprozess beeinflussen können.

Haben Sie schon einmal von einem Verwandten oder in Ihrem Freundes- oder Bekanntenkreis von einer Spontanheilung gehört? Ich habe mich mal umgehört. Und tatsächlich berichtete mir eine bekannte Ärztin, einmal erlebt zu haben, dass ein Patient, bei dem Nierenkrebs festgestellt worden war, ganz ohne Behandlung wieder gesund wurde. Sie konnte sich das nicht erklären. Aber mehr als diesen Einzelfall brachte ich nicht in Erfahrung.

Der Arzt Jeffrey Rediger hat jahrzehntelang zu Spontanheilungen geforscht. Er kommt zu dem Schluss, dass es keinen für alle Menschen gleichermaßen richtigen Weg gibt, der allen hilft. Ein

Allheilmittel für Spontanheilungen konnte er nicht finden. Exakt planen und vorhersagen kann man Spontanheilungen offenbar nicht. In seinen Fallgeschichten finden sich Menschen, die ihre Nahrung verändert, Stress reduziert oder mehr Sport getrieben haben. Einigen wenigen hat es geholfen, sie schwören darauf, dass diese eine Maßnahme sie wieder gesund gemacht hat. Den meisten anderen, die das Gleiche versucht haben, hat es nicht geholfen. Sie blieben krank.

Rediger meint, dass die Wege zur Spontanheilung nur individuell zu begreifen sind und dass sie sich keineswegs mit einzelnen Maßnahmen erklären lassen. Sie basieren seiner Meinung nach auf etwas Grundlegendem. Stets sind es Veränderungen, die den ganzen Menschen betreffen, sein Denken, Fühlen und Handeln. Er schreibt:

> *„Die Spontanheilung lehrt […], dass es unsere Physiologie verändern kann, wenn wir erwachen und ein tieferes Bewusstsein für unseren Wert und unsere Stärke gewinnen. Wenn wir davon ausgehen, dass der Geist mächtig ist und das Voranschreiten von Erkrankungen beeinflussen kann, folgt daraus, dass eine wesentliche geistige Veränderung eine wesentliche physiologische Veränderung – in manchen Fällen Remission (Heilung) – nach sich ziehen kann" (Rediger, 2020, S. 474).*

Ich verstehe Rediger so, dass ein gutes Gefühl sich selbst gegenüber, ein Gefühl, mit sich im Reinen zu sein, zu seinen Werten zu stehen und sich selbst als stark wahrzunehmen, zur Spontanheilung führen kann. Er ist der festen Überzeugung, dass es unser Geist ist, also unsere Gedanken, Gefühle und Vorstellungen, die den Körper verändern und sogar Krankheiten beeinflussen können.

Ich stelle Ihnen drei Fallgeschichten von Spontanheilungen vor, die Jeffrey Rediger in seinem Buch „Geheilt" beschreibt. Machen Sie sich ein eigenes Bild. In der ersten Fallgeschichte geht es um eine Spontanheilung von Bauchspeicheldrüsenkrebs.

BEISPIEL

Die 63-jährige Claire ist an einer unheilbaren Form von Bauchspeicheldrüsenkrebs erkrankt. Die Diagnose ist ein Todesurteil. Claire recherchiert gründlich, ob es nicht doch Menschen gibt, die diesen Krebs überlebt haben. Sie findet niemanden. Die einzige Behandlungsmöglichkeit, die ihr von ihrem Arzt angeboten wird, ist eine Operation, die in der Regel mit schweren Nebenwirkungen und wenig Aussicht auf Erfolg einhergeht. Selbst der Arzt rät eher ab. Claire entscheidet sich dann auch dagegen. Sie geht davon aus, sterben zu müssen. Sie stellt sich auf den Tod ein. In der ihr noch verbleibenden Zeit will sie ein gutes, authentisches Leben führen. Sie will ihre restliche Lebenszeit nicht mit Ärger und Groll verbringen. Sie bemüht sich, Menschen, die ihr Böses angetan haben, zu vergeben. Und sie will mit Belastungen besser umgehen. Insgesamt erlaubt sie sich, so zu leben, wie sie will. Liebe und Freundschaft sind ihr wichtig. Sie bittet ihre Familie und Freunde um Hilfe. Zusammen mieten sie ein Strandhaus, in dem sie eine wunderschöne Zeit miteinander verbringen. Und Claire versucht, die schönen Dinge ihres Lebens in den Mittelpunkt zu stellen. Sie praktiziert jeden Tag eine Form von Bauchatmung, wodurch sich ihre Ängste vermindern. Und sie stellt ihre Ernährung um auf Lebensmittel, mit denen sie sich besser fühlt. Aber nicht alles ist gesund. Claire verzichtet nicht auf Pizza und Kaffee, weil beides zu ihrem Wohlbefinden beiträgt. Lange Zeit fühlt sie sich noch sehr schlecht. Einen Arzt sucht sie nicht mehr auf, da ihr ja doch keiner helfen kann. Irgendwann stellt sie fest, dass es ihr immer besser geht. Sie glaubt, die Krankheit mache eine kurze Pause und gewähre ihr einen kleinen Aufschub. Aber sie fühlt sich weiterhin gut. Es vergehen Jahre, in denen sie ohne Einschränkungen lebt. Als sie lange Zeit nach der Diagnose wegen einer gänzlich anderen Angelegenheit, die in keinem Zusammenhang mit dem Krebs steht, zu einer Untersuchung ins Krankenhaus geht, ist der Tumor verschwunden.

Wie kann das sein, dass Claire von ihrer schweren Krankheit geheilt wird? Von ganz allein. Die Ärzte haben sie bereits aufgegeben und sie selbst glaubt fest daran, bald sterben zu müssen. Das Einzige, was auffällt, ist, dass Claire nach ihrer schlimmen Diagnose ihr Leben ganz nach ihren eigenen Vorstellungen ausrichtet. Die schwere Krankheit ist der Auslöser, um ein authentisches Leben zu führen, in dem Liebe und Freundschaft im Mittelpunkt stehen. Das ist es, was Claire wichtig ist. Negative Gefühle und Gedanken, Groll gegenüber Menschen, die sie schlecht behandelt haben, versucht sie nicht mehr an sich heranzulassen. Sie lebt im Einklang mit sich selbst.

Ein weiterer Fall von Spontanheilung ist der von Daniel mit der Diagnose von metastasierendem Hodenkrebs.

BEISPIEL

Bei dem 26-jährigen Daniel ist Hodenkrebs festgestellt worden. Der Tumor wird sofort operiert. Aber Monate später zeigt sich, dass er bereits im ganzen Körper gestreut hat. Tumore sind in den Lymphknoten der Achseln und des Halses. Daniel kann den Kopf kaum noch aufrecht halten. Metastasen sind auch in der Lunge und in der Brusthöhle. Die Ärzte gehen davon aus, dass er nur noch wenige Wochen zu leben hat.
Lange Zeit vor der Diagnose war Daniel bereits in psychotherapeutischer Behandlung, weil er sich durch sein Theologiestudium quälte und ihn Schuldgefühle wegen sexueller Gedanken und vermeintlicher Sünden plagten. Er wollte gern Pastor werden, verweigerte aber die Ordination, weil er sich für unwürdig hielt. Er verliebte sich in eine Frau, hielt sie aber aufgrund seiner Selbstverurteilungen auf Abstand. Die Psychotherapie half ihm nicht wirklich. Als Daniel von seinem Arzt erfährt, dass er nur noch wenig Lebenszeit hat, und er auf seine letzten Wünsche angesprochen wird, nennt er die Ordination zum Pastor und die Eheschließung. Beide Wünsche werden ihm erfüllt. An seinem Hochzeitstag wirkt er in seinem Anzug wie ein Gespenst. Er kann sich während der Zeremonie kaum auf den Beinen halten. Aber kurze Zeit danach sind die sichtbaren Tumore verschwunden. Röntgenaufnahmen bestätigen, dass auch die nicht äußerlich sichtbaren Tumore nicht mehr da sind. In Daniels Körper ist keine Krankheit mehr zu finden.
Während des gesamten Krankheitsverlaufs finden psychotherapeutische Gespräche statt. In einer der letzten Stunden, kurz

bevor das Verschwinden der Tumore festgestellt wird, erinnert sich Daniel an die bedingungslose Liebe seiner verstorbenen Großmutter. Dieses warme Gefühl der Liebe spürt er wieder intensiv. Später ist er fest davon überzeugt, dass ihn die Erinnerung an die Liebe, die ihm diese so wichtige Frau in seinem Leben geschenkt hat, seine quälenden Selbstverurteilungen genommen und seinen Körper geheilt hat.

Wie konnte es bei Daniel zur Spontanheilung kommen? Auch er ging nach seiner schlimmen Diagnose nicht davon aus, geheilt zu werden. Doch die todbringende Krankheit diente ihm als Auslöser, seine Schuldgefühle und Selbstabwertung zu überwinden und sich seine Wünsche, die Ordination und die Eheschließung, zu erfüllen. Es ist die Erinnerung an die bedingungslose Liebe, die ihm seine Großmutter einst geschenkt hat und die er nun tief in seinem Inneren als warmes Gefühl spürt. Die empfangene Liebe sieht er als Ursache seiner Heilung an.

Ein dritter Fall von Spontanheilung ist der von Patricia mit der Diagnose von idiopathischer Lungenfibrose.

BEISPIEL

Die Ärztin Patricia ist an idiopathischer Lungenfibrose erkrankt. Diese Erkrankung gilt als unheilbar und es wird davon ausgegangen, dass sie tödlich endet. Idiopathisch bedeutet, dass die Krankheitsursache unbekannt ist. Bei dieser Lungenerkrankung kommt es zu einer stetig fortschreitenden Vernarbung der Lunge, bis die Atmung aussetzt und der Mensch stirbt.

Nach der Diagnose wird Patricia gesagt, dass sie nur noch wenige Jahre zu leben habe. Ihr Zustand wird im Laufe der Zeit auch immer schlechter. Sie bekommt Sauerstoff und muss ein Gerät mit sich herumtragen, das ihr das Atmen erleichtert. Keine medizinische Behandlung kann ihr noch helfen. Sie wird erwerbsunfähig und kann ihren geliebten Beruf als Ärztin nicht mehr ausüben.

Patricia hat eine bewegende Lebensgeschichte hinter sich. Sie ist Mutter von fünf Kindern; ihr Mann ist arbeitslos. Ihr Medizinstudium nahm sie während der fünften Schwangerschaft auf.

Sie fühlt sich dazu berufen, Ärztin zu werden. Sie will eine Ärztin sein, die sich auch um arme Menschen kümmert. Oft arbeitet sie ohne Bezahlung. Die Arbeit verleiht ihrem Leben Sinn. Wegen der Erkrankung nicht mehr arbeiten zu können, ist besonders schlimm für sie.
Als Kind hat sie erlebt, dass es Heilungen gibt, die medizinisch nicht geklärt werden können. Ihre kleine Schwester litt an Kinderlähmung und war von den Ärzten aufgegeben worden. Die liebevolle Pflege der Mutter und das heilige Quellwasser aus dem französischen Lourdes, das eine Tante herbeigeschafft hatte, haben ihrer Meinung nach bewirkt, dass die Schwester wieder vollständig gesund wurde. Für die Ärzte war das wie ein Wunder.
Patricia erinnert sich an die Heilung ihrer Schwester. Sie besucht einen alternativen Arzt, der sich als Heiler versteht. Er behandelt sie vorrangig mit Gebeten. Eineinhalb Jahre lang geht sie zu mehrstündigen Sitzungen in seine Praxis. Sie hat das Gefühl, dass durch die Gebete des Arztes göttliche Energie zu ihr fließt. Im Laufe der Zeit geht es ihr immer besser. Schließlich bestätigt eine Röntgenaufnahme, was eigentlich nicht sein kann: dass in der Lunge kein Narbengewebe mehr zu finden ist. Patricia ist geheilt und kann zu ihrer großen Freude wieder ihr normales Leben führen und als Ärztin arbeiten.

Wie kann es sein, dass Patricia von ganz allein wieder gesund wurde? Sie ist fest davon überzeugt, dass ihr eigener Weg, jenseits der Schulmedizin, ihr geholfen hat. Sie glaubt an die göttliche Energie, die von ihrem Arzt auf sie übertragen wird. Obwohl selbst Ärztin, wendet sie sich von der Schulmedizin ab und ist unbeirrbar in ihren Vorstellungen, was ihre mögliche Heilung betrifft.

Was verbindet die drei Menschen, die eine Spontanheilung erlebt haben? Zuerst einmal haben sich alle grundlegend verändert. Claire, Daniel und Patricia scheinen mit ihren Gedanken und Überzeugungen den Körper beeinflusst zu haben. Sie haben eine geistige Veränderung, einen neuen Blick auf sich selbst vollzogen. Sie konzentrieren sich allein auf das, was ihnen wichtig ist, legen Selbstverurteilungen ab und bleiben bei ihren Überzeugungen, auch wenn diese von der Allgemeinheit als unsinnig angesehen werden. Sie sind sich zunehmend ihrer eigenen Werte und Stärke bewusst. Für Claire bedeutet das, sich auf Liebe und Freundschaft zu konzentrieren. Die Liebe ist auch für Daniel zentral. Seine Erinnerung an die Liebe der Großmutter führt dazu, dass er sich selbst Liebe entgegenbringen kann. Patricia steht zu ihrem Glauben, dass es jenseits der naturwissenschaftlich ausgerichteten Medizin Heilungen gibt, die durch alternative Maßnahmen wie Gebete bewirkt werden.

Der genaue Mechanismus, wie Spontanheilungen vonstattengehen, ist nicht bekannt. Eine mögliche Erklärung ist, dass gute Gefühle wie Liebe, Vertrauen und Hoffnung das Nerven- und Immunsystem dahingehend beeinflussen, dass Selbstheilungskräfte aktiviert werden. Wissenschaftler:innen haben festgestellt, dass auf diesem Wege die Anzahl der krankheitsbekämpfenden Immunzellen erhöht und Entzündungsprozesse zum Abklingen gebracht werden. Körperprozesse, die aus dem Gleichgewicht geraten sind, können sich wieder normalisieren. Nur kann man sich nicht darauf verlassen, dass dieser Prozess zur Heilung führt.

Bisher habe ich Ihnen Spontanheilungen von körperlichen Krankheiten vorgestellt. Spontanheilungen von schweren psychischen Krankheiten gibt es aber auch. In meinem Bekanntenkreis habe ich einen solchen Fall erlebt. Es handelte sich um eine Spontanheilung von Selbstverurteilung und Minderwertigkeitsgefühlen mit Selbstmordgedanken.

BEISPIEL

Die 30-jährige Dora traut sich nichts zu. Andere Menschen können alles besser als sie. Es hilft auch nicht, wenn sie mal von ihrem Chef im Büro gelobt wird. „Der macht das doch nur, weil er so ein netter Mensch ist und mich aufmuntern will", sagt sie. Problematisch sind ihre privaten Beziehungen. Immer wieder gerät sie an Männer, die sie ausnutzen. Die sie als Putzfrau oder Sexobjekt benutzen, was sie ohne Protest mit sich machen lässt. Sie wehrt sich nicht, weil sie glaubt, froh sein zu müssen, dass überhaupt jemand sich für sie interessiert.

Dora hat das Gefühl, allen anderen unterlegen zu sein, irgendwie keine Daseinsberechtigung zu haben. Der Gedanke, dass der Tod eine Erlösung sein könnte, ist manchmal da. Sie hat auch bereits darüber nachgedacht, wie sie es am besten anstellen könnte, ihr Leben zu beenden.

Die wenigen Freundinnen, die sie hat – eine Nachbarin, eine Arbeitskollegin und eine alte Schulfreundin –, machen sich große Sorgen. Sie versuchen, Dora von ihren Minderwertigkeitsgefühlen abzubringen. Alles ohne Erfolg. Schließlich drängen sie sie zur Psychotherapie. Aber auch da spielt Dora nicht mit. Sie glaubt nicht, dass ihr jemand helfen kann. Jemand, der so unfähig ist wie sie, wie soll dem geholfen werden!

Eines Tages trifft sie zufällig ihre Freundin mit einem Buch in der Hand. „Das will ich gerade in die Bibliothek zurückbringen", sagt die Freundin. „Ein wirklich toller Roman. Lies ihn doch auch mal. Der gefällt dir bestimmt." Nur weil Dora sich nicht traut, abzulehnen, nimmt sie das Buch an sich. Nachdem sie mit dem Lesen begonnen hat, kann sie aber nicht mehr aufhören. Sie gerät in einen Zustand, den sie bisher nicht kannte. Da wird ja jemand beschrieben, der so ähnlich ist wie ich, denkt sie. Ich bin also nicht allein. Sie fragt ihre Freundin, ob sie ihr weitere Bücher empfehlen kann. Natürlich kann sie das, denn sie liest gern und viel. Dora liest noch mehr Bücher, sie stürzt sich regelrecht in die Lektüre. Sie liest Romane und Erzählungen mit den unterschiedlichsten Themen. Manchmal schenken die Geschichten ihr Trost, manchmal bringen sie auch neue Erfahrungen und zeigen neue Wege auf. Dora hat das Gefühl, über die Erzählungen sich selbst besser zu verstehen.

Die Freundin freut sich über Doras wachsendes Interesse an Büchern. Und sie beobachtet, dass Dora etwas selbstbewusster wirkt. Die beiden Frauen kommen ins Gespräch. Dora erfährt, dass die Freundin Tagebuch schreibt, was diese als wohltuend erlebt. „Probier es doch auch mal", rät sie ihr. „Vielleicht bringt es dir auch was." Da die Sache mit den Büchern ihr geholfen hat, geht Dora auf den Vorschlag ein. Auch das ist eine neue Erfahrung. Sie gewöhnt sich an, jeden Abend etwas aufzuschreiben, was ihr auf dem Herzen liegt. Oder was ihr gerade einfällt. Auch das tut gut. Sie hat das Gefühl, sich so ihre Gedanken und Gefühle von der Seele zu schreiben. Nicht nur die Freundinnen spüren, dass Dora sich verändert. Dem Mann, der sie nur herumkommandiert und benutzt, kann sie nun Widerstand entgegenbringen. Bald will sie ihn gar nicht mehr sehen. Gedanken an Selbstmord sind seit längerer Zeit nicht mehr aufgetreten.

Was ist passiert? Wie hat Dora es geschafft, sich selbst zu heilen? Auch sie vollzieht, ähnlich wie Claire, Daniel und Patricia, eine grundlegende Veränderung. Sie hat etwas in sich entdeckt, was sie stärkt und ihr hilft, sich besser zu verstehen. Sie überwindet ihre Selbstabwertung und beginnt sich zu mögen. Sie entdeckt ihre Stärke. Ihre Hilfsmittel sind das Lesen und das Schreiben. Durch das Lesen erweitert sie ihren Horizont. Sie nimmt einen Perspektivwechsel vor. Sie kann sich nun mit anderen Augen sehen. Sie erkennt auch, dass andere Menschen ebenfalls Probleme und Konflikte haben. Sie ist nicht allein. Durch das Schreiben kann Dora Ballast ablegen, sich ein Stück weit befreien von negativen Gedanken und Gefühlen. Das alles hat Auswirkungen auf ihr Selbstbewusstsein und auf ihren Umgang mit anderen Menschen. Selbstverurteilung, Minderwertigkeitsgefühle und Selbstmordgedanken schwächen sich immer mehr ab.

Was denken Sie jetzt, nachdem Sie das gelesen haben? Hilft es Ihnen, wieder etwas mehr Hoffnung zu gewinnen? Auch wenn Spontanheilungen sehr selten vorkommen, wenn die Wahrscheinlichkeit nicht besonders groß ist, dass Sie Ihre Krankheit, besonders wenn es sich um eine schwere Krankheit handelt, wieder loswerden können, so scheint doch die Lage nicht völlig aussichtslos zu sein. Macht Ihnen das Mut? Stärkt Sie der Gedanke, selbst etwas zur Heilung beitragen zu können? Können Sie sich grundlegende geistige Veränderungen bei sich selbst vorstellen? In Ihren Einstellungen und Lebensentwürfen? Fragen Sie sich, ob Sie zu sich selbst stehen können, auch wenn Ihre Vorstellungen denen der Allgemeinheit widersprechen. Können Sie

Selbstverurteilungen ablegen und guten Gefühlen bei sich selbst wieder Raum geben?

Auch wenn Sie eine Spontanheilung nicht planen können, so können Sie doch die Erfahrungen der Menschen nutzen, die sie erlebt haben. Diese Übung kann Ihnen dabei helfen.

Übung: Hilfen zur Spontanheilung

Konzentrieren Sie sich ganz auf sich selbst. Und fragen Sie sich: Wer bin ich wirklich? Was will ich vom Leben? Was tut mir gut? Und was sollte ich besser sein lassen? Versuchen Sie, sich diese Fragen ehrlich zu beantworten.

Prüfen Sie, welche negativen Gedanken, bezogen auf sich selbst, Sie mit sich herumtragen. Fragen Sie sich, ob die richtig sind – oder ob sie Ihnen von anderen, vielleicht in der Kindheit, aufgedrückt wurden. Versuchen Sie, Ihre negativen Selbstbeschreibungen abzulegen.

Konzentrieren Sie sich auf das, was Sie an sich gut finden, auf Ihre Stärken. Und bleiben Sie bei dem, was für Sie gut und richtig ist. Stehen Sie zu Ihren Werten und Vorstellungen, auch wenn andere Menschen Ihre Ansichten nicht teilen.

Versuchen Sie, Liebe und Verbundenheit auszubauen. Lassen Sie Ihr Leben Revue passieren. Wenn Sie aus der Vergangenheit das warme Gefühl der Liebe und Zuneigung kennen, dann lassen Sie es jetzt erneut auf sich wirken. Genießen Sie dieses gute Gefühl.

5 Ihr persönlicher Weg – eine praktische Anleitung

5.1 Wie viel Sie leiden, bestimmen Sie selbst

„Zuerst muss man sich darüber klarwerden, welche Geisteszustände zu innerem Leid führen und welche zu Wohlbefinden" (Matthieu Ricard, 2008, S. 44).

Entscheiden Sie selbst, wie viel Raum in Ihrem Leben Sie Ihrer Krankheit geben.

Körperliche und seelische Störungen gehören zum Leben. Sie können sie nie mit Sicherheit ausschließen. „Ich entziehe jenem Idioten das Vertrauen, der das Schild am Eingang unserer Welt abmontiert hat, auf dem stand: ‚Vorsicht! Leben kann zum Tode führen.'" Dieser kluge Hinweis findet sich in dem Roman „Corpus Delicti" von Juli Zeh (2018, S. 173).

Wenn Sie Krankheiten auch nicht ausschließen können, so haben Sie es doch in der Hand, wie sehr Sie darunter leiden. Lassen Sie Ihr Leben nicht von Ihrer Krankheit bestimmen. Schauen Sie vielmehr, was alles noch möglich ist, trotz Ihrer Beschwerden. Wenn Sie körperlich behindert sind, dann ist Ihr Verstand, Ihre Geisteskraft davon nicht betroffen. Nutzen Sie die Möglichkeiten, die sich Ihnen bieten. Denken Sie an das, was Sie gern tun wollen, was Ihnen liegt.

Haben Sie chronische Schmerzen oder immer wiederkehrende Beschwerden, dann konzentrieren Sie sich auf die Lebensbereiche, die für Sie wichtig sind. Das kann Genuss sein oder etwas, das Ihrem Leben Sinn gibt. Denken Sie daran: Sie sind nicht Ihre Krankheit, Sie sind mehr als das.

! Akzeptieren Sie, dass Ihre Krankheit zu Ihnen gehört.

Wenn Sie eine chronische Erkrankung haben oder bei Ihnen erste Anzeichen einer möglicherweise schweren Krankheit erkannt wurden, stellen Sie sich der Situation. Nehmen Sie sich die Zeit, die Sie brauchen, um den Schock zu überwinden, den die Diagnose mit sich bringt. Wenn Sie längere Zeit mit anhaltend starker Angst reagieren, werden vermehrt Stresshormone ausgeschüttet, die alles nur noch schlimmer machen. Das hilft Ihnen nicht. Nehmen Sie aber die mögliche Gefahr bewusst in den Fokus, ohne dabei in Panik zu verfallen. Aktivieren Sie Ihr auf Ruhe zielendes parasympathisches Nervensystem, so werden Sie gelassener. Sie können dann besonnen, quasi aus der Distanz heraus, überlegen, was Sie tun möchten. Wenn Sie nicht ständig angstvoll auf Ihre Beschwerden schauen, wenn Sie nicht gegen Beschwerden, die Sie nicht gänzlich beseitigen können, ankämpfen, entziehen Sie der Angst ein Stück weit den Boden. Auf diesem Wege stabilisieren Sie Ihren Körper und Ihre Seele. Ihr Immunsystem profitiert davon.

! Konzentrieren Sie sich nicht auf Ihre Beschwerden.

Zuerst einmal sollten Sie wissen, dass Ihre Beschwerden schlimmer werden, wenn Sie sich ständig mit ihnen beschäftigen, wenn Sie Ihre Probleme wie einen Rucksack mit sich herumtragen. Wenn Sie immer wieder an Ihre Herzschmerzen, Ihre Gelenkbeschwerden, an

Ihre Ängste oder worunter Sie gerade leiden, denken, dann treten genau diese Beschwerden immer schneller und öfter auf. Ständige Wiederholungen festigen die Nervenverbindungen, die den Beschwerden zugrunde liegen. Sie können sich das so vorstellen, als würden Sie mit einem Schlitten durch eine noch unberührte Schneelandschaft fahren. Je häufiger Sie mit den Kufen des Schlittens die einmal gewählte Spur befahren, desto tiefer und stärker prägt sie sich aus. So ähnlich ist es auch, wenn Sie Ihre Beschwerden in den Mittelpunkt Ihres Lebens stellen. Sie riskieren dann, dass sie sich verstärken und zunehmend Ihren Alltag bestimmen.

Wenn Schmerzen und Beschwerden oft thematisiert werden, wenn sie ein häufiges Gesprächsthema sind, dann besteht die Gefahr, dass sie immer intensiver wahrgenommen werden. Dabei handelt es sich keineswegs um Einbildung. Die ständige Beschäftigung mit Schmerzen und Beschwerden geht mit einer veränderten Hirnaktivität einher, die die intensivere Wahrnehmung Ihres Leidens begünstigt.

! Lenken Sie sich ab und Ihre Beschwerden geraten in den Hintergrund.

Es hilft Ihnen, wenn Sie sich möglichst wenig mit Ihren Schmerzen und Beschwerden beschäftigen. So verhindern Sie, dass Ihre Krankheitssymptome sich ausbreiten und Ihr Leben bestimmen. Je weniger Sie an Ihre Krankheit, an Ihre Beschwerden, an Ihre Ängste oder was immer Sie gerade plagt, denken, desto größer ist die Chance, dass Sie diese weitaus weniger wahrnehmen oder sie sogar wieder verschwinden.

Durch gezielte Ablenkung können negative Gedanken, Jammern und Klagen, Katastrophenfantasien beendet werden. Verordnen Sie sich immer dann, wenn Gedanken und negative Vorstellungen Sie überkommen, einen Gedankenstopp. Hierzu gibt es eine hilfreiche Übung aus der Verhaltenstherapie.

Übung: Gedankenstopp

Immer wenn Gedanken an Ihre Krankheit auftauchen, Jammern, Klagen, Fantasien, dass alles noch schlimmer wird, verordnen Sie sich einen Gedankenstopp. Sprechen Sie das Wort STOPP am besten laut aus. Verstärken können Sie Ihre Botschaft, indem Sie sich ein STOPPSCHILD vorstellen, wie Sie es zum Beispiel aus dem Straßenverkehr kennen. Sie können auch noch einen Ton dazugeben, der STOPP signalisiert, etwa einen Gong. Je häufiger Sie diese Übung praktizieren, desto wirkungsvoller wird sie werden. Mit der verbalen, visuellen und akustischen Aufforderung des STOPP erhält Ihr Gehirn die Aufgabe, die unerwünschten Gedanken zu beenden.

! Mit positiven Vorstellungen stärken Sie Ihre Selbstheilungskräfte.

Mit guten Gedanken und inneren Bildern stärken Sie Ihre seelische und körperliche Gesundheit. Ihr Gehirn ist nicht in der Lage, sicher zu unterscheiden, ob Sie sich etwas nur intensiv vorstellen oder ob Sie es gerade wirklich erleben. In beiden Fällen werden Glückshormone ausgeschüttet, die Körper und Seele stärken. Ihre Selbstheilungskräfte werden auf diesem Wege aktiviert. So können Sie Ihrer Krankheit und Ihren Beschwerden etwas entgegensetzen.

Ein psychologisches Verfahren aus der Traumatherapie, mit dem Sie positive Vorstellungen entwickeln können, ist die Vorstellung eines sicheren Ortes.

Übung: Sicherer Ort

Stellen Sie sich einen Ort vor, an dem Sie sich sicher und wohl fühlen. Sie können einen Ort wählen, der wirklich existiert. Etwa einen Platz am Meer oder in den Bergen an einem Ort, den Sie lieben. Sie können auch einen Fantasie-Ort wählen. Wichtig ist, dass Sie sich an Ihrem Ort wohlfühlen. Stellen Sie sich diesen Ort mit all Ihren Sinnen vor. Mit den Farben, die dort vorherrschen, den Geräuschen, die Sie dort hören können, den Gerüchen, die Sie dort riechen können. Stellen Sie sich das alles so intensiv vor, als wären Sie jetzt da. Nehmen Sie wahr, wie Ihr Körper sich jetzt anfühlt. Abschließend stellen Sie sich Ihren sicheren Ort noch einmal konkret vor. Machen Sie ein Foto von ihm in Ihrer Vorstellung. Konzentrieren Sie sich auf dieses Bild, wenn belastende Gedanken und Gefühle auftreten.

! Spenden Sie sich selbst Trost.

Wenn Sie krank geworden sind, ist es wichtig, dass Sie wieder zu Kräften kommen. Was Sie jetzt erst einmal brauchen, sind Trost und Fürsorge. Haben Sie vielleicht bereits die Erfahrung gemacht, dass ein guter Freund, eine gute Freundin sie tröstet? Haben Sie Mitgefühl erlebt? Hat Ihnen das gutgetan? Wenn Sie es bisher nicht erlebt haben, stellen Sie sich vor, wie sich Trost und Mitgefühl anfühlen würden. Mit Trost und Fürsorge werden gute Gefühle freigesetzt, die Ihr Immunsystem stärken. Das wiederum kommt Ihrer Gesundheit zugute. Gute Gefühle wirken der Krankheit entgegen.

Trost spenden können Sie sich auch selbst. Gehen Sie achtsam und mitfühlend mit sich um. Versuchen Sie es doch einmal mit folgender Übung.

Übung: Sich selbst trösten

Denken Sie daran, wie es ist, wenn ein guter Freund, eine gute Freundin Sie tröstet. Was tut Ihnen da besonders gut? Vielleicht die körperliche Berührung? Wenn Sie umarmt oder gestreichelt werden? Versuchen Sie doch mal, sich selbst zu umarmen. Sie

können Ihre Hände auf Ihre Schultern und Oberarme legen. Oder auf Ihren Bauch oder auf Ihr Herz. Jede liebevolle Körperberührung spendet Trost. Das geht mit einem sicheren Gefühl, mit Ruhe und Entspannung einher.
Sie können sich auch vorstellen, wie Ihr guter Freund, Ihre gute Freundin Ihnen liebevoll zuhört. Übertragen Sie das doch mal auf sich selbst. Stärken Sie Ihr Mitgefühl mit sich selbst. Trösten Sie sich. Sagen Sie sich, dass es nicht leicht ist, was Sie aushalten müssen. Sie können sich auch ganz praktisch fragen, was Ihnen dabei helfen kann, Trost zu finden. Vielleicht hilft Ihnen Wärme, in die Ihr Körper eintauchen kann, etwa mit einem warmen Bad oder einer kuscheligen Decke. Oder es helfen Töne, vielleicht Ihre Lieblingsmusik oder Naturgeräusche, die Sie genießen. Sie können sich auch einen Spaziergang in der Natur gönnen. Was immer Ihnen einfällt: Wichtig ist, dass Sie sich Gutes tun, was Sie tröstet. Damit Sie zu Ihrem inneren Gleichgewicht zurückfinden. Auf diesem Wege werden Seele und Körper gestärkt.

! Wenn Sie etwas verändern wollen, nehmen Sie es in Angriff.

Wenn Sie sich vielleicht Vorwürfe machen, selbst eine Mitschuld an Ihrer Erkrankung zu haben, egal ob das berechtigt ist oder nicht, dann denken Sie darüber nach, was Sie jetzt an sich selbst verändern möchten. Selbstvorwürfe tun Ihnen nicht gut. Sie belasten Sie zusätzlich. Sie leiden dann mehr als nötig. Wenn Sie das umsetzen, was Sie verändern möchten, dann schafft das gute Gefühle. Auch so stärken Sie Ihre Gesundheit.

Natürlich sind Veränderungen nicht leicht. Sie müssen sorgfältig geplant werden, um Chancen auf Erfolg zu haben. Wenn Sie beispielsweise gesünder essen und trinken wollen, überlegen Sie sich im Vorfeld eine Alternative, um Ihr unerwünschtes Verhalten zu stoppen – etwas, das Sie konkret tun können. Lange praktizierte Gewohnheiten laufen automatisch und immer wieder aufs Neue ab, wenn ihnen nicht sofort etwas anderes entgegengesetzt wird. Tritt etwa der Drang auf, wieder das zu tun, was Sie eigentlich nicht mehr tun wollen, zum Beispiel Alkohol trinken, dann stoppen Sie den Impuls sofort, wenn Sie zum Glas greifen wollen. Verlassen Sie den Raum, machen Sie einen Spaziergang oder schwingen Sie sich aufs Rad. Oder treffen Sie eine Absprache mit einem guten Freund, einer guten Freundin, dass Sie ihn oder sie jederzeit anrufen, vielleicht sogar treffen können, wenn Ihr unerwünschtes Verhalten Sie zu überwältigen droht. Denken Sie nach, welche alternativen Handlungen Ihnen vielleicht sonst noch helfen könnten.

Wollen Sie geselliger werden, häufiger Freunde und Bekannte treffen, sich in einem Verein engagieren oder regelmäßig Sport treiben, dann werden Sie aktiv, auch wenn Sie gerade keine Lust dazu haben oder Hemmungen und Unsicherheiten Sie davon abhalten. Handeln Sie trotzdem. Denken Sie daran: Wenn Sie nichts tun, können Sie auch nichts erreichen. Allein das Gefühl, das zu tun, was Sie für wirksam halten, stärkt Sie und fördert Ihre Gesundheit. Die folgende Übung kann Ihnen helfen, Ihr unerwünschtes Verhalten zu ändern.

Übung: Selbstbestärkung

Denken Sie an das, was Sie gern verändern möchten – Ihre Ess- oder Trinkgewohnheiten, Ihre körperliche Inaktivität, Ihre soziale Isolierung oder was immer Sie sich anders wünschen. Und dann stellen Sie sich vor, wie es Ihnen gehen wird, wenn Sie sich verändert haben. Malen Sie sich das möglichst konkret aus. Sehen Sie sich selbst, wenn Sie das getan haben, was Sie sich wünschen. Was werden Sie denken, wie werden Sie sich fühlen, wie wird sich Ihr Körper anfühlen? Lassen Sie alles, was Ihnen dazu einfällt, vor Ihrem geistigen Auge ablaufen. Und stellen Sie sich diese neue Situation so intensiv wie möglich vor. Genießen Sie das gute Gefühl, das Sie jetzt haben.

5.2 Leben Sie Ihr Leben so, dass es Ihnen gefällt

„Sie selbst und nur Sie allein sind für die entscheidenden Aspekte Ihrer ganz persönlichen Lebenssituation verantwortlich" (Irvin Yalom, 2010a, S. 101 f.).

! **Nehmen Sie die guten und die schlechten Aspekte Ihres Lebens in Augenschein.**

Wenn Sie krank sind, wenn Sie unter Schmerzen, körperlichen Einschränkungen oder Behinderungen leiden, wenn Sie seelische Probleme haben, dann neigen Sie möglicherweise dazu, nur noch das Schlechte, das Negative zu sehen. Alles sieht düster aus. Die Zukunft scheint kaum noch Gutes bereitzuhalten. Verharren Sie auf diesem Standpunkt, dann tritt genau das ein, was Sie befürchten: Sie fühlen sich schlecht und Ihr Leben verläuft trostlos.

Bei näherer Betrachtung stimmt diese negative Sicht natürlich nicht. Die seelischen und körperlichen Probleme in Ihrem Leben sind das eine. Das andere sind die vielen guten Aspekte, die Sie nicht beachten, wenn Sie sich nur auf das Schlechte konzentrieren. Vielleicht sehen Sie das Positive auch gar nicht mehr, weil Sie sich schon so lange überwiegend mit Ihren Beschwerden, mit allem Unangenehmen beschäftigen. Sie müssen das Gute dann erst wieder neu entdecken.

Es geht mir nicht darum, Ihnen weismachen zu wollen, dass Sie positiv denken sollen, dass Sie auf diesem Wege Ihre Schmerzen und Beschwerden loswerden. Einfach nur etwas zu beschwichtigen oder zu leugnen, was Ihr Leben beeinträchtigt, liegt mir fern. Das hilft Ihnen nicht. Ich finde es aber wichtig, dass Sie neben dem, was Sie belastet, auch den guten, angenehmen Seiten Ihres Lebens Raum geben. Dass Sie sich bewusst machen, was Sie an Ihrem Leben lieben. Und was Sie vielleicht ausbauen möchten. Dann erst bekommen Sie ein ausgewogenes Bild.

! **Entdecken Sie das Positive in Ihrem Leben.**

Vielleicht denken Sie einmal darüber nach, was Ihnen an Ihrem Leben gefällt. Was ist gut? Was möchten Sie keinesfalls missen? Was macht Sie glücklich? Mit diesen Fragen können Sie über sämtliche Bereiche Ihres Lebens nachdenken.

Wie sieht es zum Beispiel mit Ihrer Arbeit aus? Erscheint sie Ihnen sinnvoll, macht sie Ihnen Spaß? Können Sie Ihre Fähigkeiten dort einbringen? Oder hilft sie Ihnen, Ihren Tag zu strukturieren? Auch das ist gut. Sollten Sie an Ihrer Arbeit gar nichts Gutes entdecken können, wenn sie also für Sie nichts weiter ist als Notwendigkeit, um Ihr Leben zu finanzieren, dann fragen Sie sich, ob es eine andere Tätigkeit gibt, die Ihnen am Herzen liegt, für die Sie nicht oder nur geringfügig bezahlt werden. Vielleicht eine kreative, künstlerische Arbeit oder ein soziales Engagement? Helfen Sie beispielsweise mit in einem Sportverein oder treten Sie für den Tierschutz ein. Unterstützen Sie gern Kinder, die benachteiligt sind? Oder lieben Sie es, zu malen, zu töpfern, zu singen, ein Instrument zu spielen? Die Liste der Tätigkeiten, die Freude bereiten können, ist groß. Wenn Sie etwas tun, was Sie erfüllt, stärken Sie die Freude in Ihrem Leben.

Wenn Sie bisher noch nichts gefunden haben, denken Sie darüber nach, was Sie gern machen würden. Sie können nach Möglichkeiten suchen, das umzusetzen, von dem Sie denken, dass es Ihr Leben bereichert.

Nun schauen Sie auf Ihr Privatleben. Was lieben Sie? Was tut Ihnen gut? Haben Sie liebevolle Beziehungen zu Ihrem Partner, Ihrer Partnerin, Ihrem Kind, Ihren Kindern, zu Verwandten oder zu Freunden und Freundinnen? Empfinden Sie Dankbarkeit, wenn Sie an die Menschen denken, die Ihnen lieb sind, die Sie in der Not unterstützen und denen Sie vertrauen können? Überlegen Sie auch, was Sie selbst Gutes und Liebes für die Menschen tun können, die Ihnen wichtig sind. Sind Sie selbst hilfsbereit? Unterstützen Sie andere? Sind Sie ein verlässlicher Gesprächspartner? Versuchen Sie, Ihrem Kind, Ihren Kindern eine gute Mutter, ein guter Vater zu sein? Versuchen Sie, sich in ihre Probleme, aber auch in ihre Freuden einzufühlen und sie in ihrer Entwicklung zu fördern? Genießen Sie die Liebe und Zuwendung, die Sie von Ihren Kindern bekommen? Macht Sie das glücklich?

Wenn Sie Ihre Beziehungen zu anderen Menschen vernachlässigt haben oder der Kontakt zu Ihren Kindern nicht so gut ist, dann überlegen Sie, ob das so bleiben soll. Wenn Sie etwas verändern wollen, nehmen Sie es in die Hand. Versuchen Sie, Brücken zu bauen, wenn es in der Vergangenheit Schwierigkeiten gab. Warten Sie nicht darauf, dass andere den ersten Schritt gehen. Werden Sie selbst aktiv.

Überlegen Sie weiter, was Sie noch an Ihrem Leben lieben. Vielleicht genießen Sie das Theater, das Kino, Konzerte oder Besuche in Bars, Museen oder Galerien. Oder Sie lesen gern. Wenn Sie sich in ein Buch vertiefen, in einen Roman oder ein Sachbuch, fühlen Sie sich dann besonders wohl? Können Sie für diese Zeit ganz bei sich sein? Vielleicht lieben Sie es auch, sich in der Natur aufzuhalten: am See, im Wald, in den Bergen? Schenkt Ihnen das ein gutes Gefühl? Oder Sie genießen Schönes um sich herum, wie Kleidung, Schmuck, Möbel? Vielleicht reisen Sie auch gern. Sie erkunden gern fremde Länder, genießen den Blick aufs Meer oder in eine Berglandschaft. Sie selbst wissen, was Ihnen gefällt und was Sie bereichert. Konzentrieren Sie sich darauf und genießen Sie es.

> **!** Vertiefen Sie das Positive in Ihrem Leben.

Ist Ihnen bewusst geworden, was Sie lieben, was Ihnen wichtig ist in Ihrem Leben? Dann wählen Sie aus diesen Bereichen eine Situation aus, die das besonders gut zum Ausdruck bringt. Wenn Sie zum Beispiel einen Partner, eine Partnerin haben, der Sie vertrauen können, oder wenn Sie einer Tätigkeit nachgehen, die Ihnen am Herzen liegt, dann stellen Sie sich eine Situation vor, in der genau das, was Sie mögen, zum Ausdruck kommt. Hier kommt es darauf an, dass Sie sich möglichst mit allen Sinnen die gewählte Situation vorstellen. Lassen Sie das, was für Sie positiv ist, vor Ihrem geistigen

Auge ablaufen. Rufen Sie sich in Erinnerung, wie es ist, wenn Sie spüren, dass Sie Ihrer Partnerin, Ihrem Partner vertrauen können. Stellen Sie sich bildhaft vor, wie Sie sich fühlen, wenn Sie Ihrer geliebten Tätigkeit nachgehen. Unser Unbewusstes reagiert nicht auf Gedanken, sondern ausschließlich auf sinnliche Wahrnehmungen, auf Sehen, Hören, Körperwahrnehmung, Riechen. Es ist gut, wenn Sie auch dort das Positive Ihres Lebens abspeichern können. Die folgenden Übungen können Ihnen helfen, die guten Erfahrungen in Ihren positiven Lebensbereichen zu vertiefen, hier an den Beispielen Arbeit/Tätigkeit und Naturerleben.

Übung: Meine Arbeit, meine Tätigkeit ist wichtig

Versuchen Sie, sich an eine Situation zu erinnern, in der Sie gespürt haben, wie sinnvoll Ihre Arbeit ist. Anstelle der Arbeit können Sie sich auch eine andere Ihnen wichtige Tätigkeit aussuchen. Wenn Sie eine solche Situation gefunden haben, dann stellen Sie sich diese so konkret wie möglich vor. Lassen Sie diese Situation möglichst intensiv vor Ihrem geistigen Auge auftauchen, so als würden Sie sie gerade in diesem Augenblick erleben. Mit allen Details. Sehen Sie den Raum, in dem Sie arbeiten, in dem Sie tätig sind. Mit allem, was Sie dort vorfinden. Sind Sie dort allein, vertieft in Ihre Tätigkeit? Oder beschäftigen Sie sich mit anderen Menschen? Wenn Sie sich draußen, in der freien Natur aufhalten, dann stellen Sie sich die äußere Umgebung, in der Sie sich aufhalten, möglichst detailgetreu vor. Nehmen Sie das gesamte Ambiente, die Natur intensiv wahr. Sehen Sie sich selbst dort mittendrin. Konzentrieren Sie sich auf das, was Sie dort gerade tun, allein oder mit anderen Menschen. Spüren Sie, wie Sie in Ihrer Tätigkeit ganz bei sich sind. Nehmen Sie Ihre guten Gefühle wahr: Interesse, Freude, Sinnhaftigkeit, Wohlbefinden.

Übung: Wohlbefinden in der Natur

Erinnern Sie sich an die Situation, als Sie das letzte Mal in der Natur waren und sich dort so richtig wohlgefühlt haben. Wo haben Sie sich genau aufgehalten? Im Wald, am See, im Garten oder wo auch immer. Lassen Sie die Bilder dieses Wohlfühlortes vor Ihrem geistigen Auge auftauchen, möglichst detailgetreu. Konzentrieren Sie sich konkret auf das, was Sie dort sehen können. So, als wären Sie jetzt da. Nehmen Sie die Farben wahr, die dort sind. Riechen Sie, was es dort zu riechen gibt. Hören Sie, was Sie dort hören können. Sehen Sie sich selbst innerhalb der Natur. Wie fühlt sich Ihr Körper dort an? Ist die Muskulatur entspannt? Fühlen Sie sich leicht und beschwingt? Spüren Sie, wie Sie mit den Füßen fest auf dem Boden stehen? Wie Sie mit der Erde verbunden sind? Was fühlen Sie? Wohlbefinden, Freude, Genuss, Entspannung?

Sie können diese Übung natürlich auch mit anderen Themen durchführen. Die Bereiche Arbeit und Natur sind lediglich Beispiele. Mit allem, was Sie lieben, Konzertbesuche, Lesen, Reisen, liebevolle Beziehungen, was auch immer. Es geht darum, dass Sie Ihre guten Gefühle in den Bereichen vertiefen, die wichtig für Sie sind.

! Entdecken Sie, was Sie an sich selbst mögen.

Wir loben uns ungern selbst. Eigenlob stinkt, heißt es. Ich möchte Sie hier auch nicht dazu auffordern, sich selbst über den Klee zu loben. Es geht mir darum, dass Sie das, was Sie an sich mögen, bewusst wahrnehmen. Sie bekommen dann ein zutreffenderes Bild von sich selbst. Wir alle haben positive und negative Eigenschaften. Unsere positiven Eigenschaften können wir nutzen. Mit ihnen können wir Gutes tun, aber auch unser Selbstbewusstsein stärken. Beides kommt unserer Gesundheit zugute. Ich liste Ihnen mal einige positive Eigenschaften auf. Vielleicht entdecken Sie auch etwas von sich selbst dabei. Wie würden Sie sich selbst bezeichnen? Sind Sie fürsorglich, klug, liebevoll, gerecht, durchsetzungsfähig, tolerant, einfühlsam, optimistisch, kreativ, fröhlich, freundlich, großzügig, verantwortungsvoll? Was fällt Ihnen sonst noch ein, was Sie Gutes über sich sagen können? Es gibt ja viel mehr an positiven Eigenschaften, als die hier von mir genannten. Überlegen Sie, was auf Sie zutrifft.

Wenn Sie etwas gefunden haben, das Sie an sich mögen, dann versuchen Sie, sich an eine Situation zu erinnern, in der Ihre positive Eigenschaft zum Ausdruck kam. Die folgende Übung kann Ihnen dabei helfen, dieses Erlebnis zu vertiefen, hier am Beispiel der Eigenschaft „Einfühlsamkeit".

Übung: Meine guten Eigenschaften (Beispiel: Ich bin einfühlsam)
Erinnern Sie sich an eine Situation, in der Sie gemerkt haben, dass Sie einfühlsam sind? In der diese Eigenschaft deutlich zutage trat? Wenn Sie etwas gefunden haben, dann holen Sie sich diese Situation in Ihr Gedächtnis zurück, möglichst detailliert und mit allen Einzelheiten. Worum ging es in der Situation? Was war das Problem? Wer war der Mensch, dem gegenüber Sie sich einfühlsam verhalten haben? Sehen Sie das Gesicht dieses Menschen vor sich, mit der Mimik, der Gestik. Hören Sie die Worte, die Sie miteinander sprechen. Spüren Sie in sich hinein. Welche Gefühle sind jetzt da? Lebensfreude, Mitgefühl, Verbundenheit, Sinnhaftigkeit dem Leben gegenüber?

Auch diese Übung lässt sich natürlich mit anderen Eigenschaften, die Sie an sich mögen, durchführen.

! Vertiefen Sie das Positive bei sich selbst und in Ihrem Leben noch mehr.

Nachdem Sie nun auf all das in Ihrem Leben geschaut haben, was Sie lieben, auch auf das, was Sie an sich selbst mögen, versuchen Sie, all das Positive noch weiter zu vertiefen. Gehen Sie dazu zurück in die Vergangenheit. Haben Sie dort noch weitere wichtige Erfahrungen gemacht, die Ihr Leben liebenswert machen? Auch gute Erfahrungen mit sich selbst? Erinnern Sie sich an frühere Situationen in einem ganz anderen Lebensalter, zu einer ganz anderen Zeit? Lassen Sie sich Zeit. Warten Sie ab, ob Erinnerungen auftauchen. Je mehr Positives Ihnen auffällt, desto besser für Sie.

! Von der positiven Sicht auf Ihr Leben aus planen Sie Ihre Zukunft.

Und nun denken Sie an Ihr weiteres Leben, an Ihre Zukunft. Planen Sie für sich selbst ein Leben, das Ihnen gefällt. Ein Leben, das Sie lieben können, kann viel dazu beitragen, dass Sie wieder gesund werden. Auch wenn das nicht immer gelingt, kann ein Leben, das Sie mögen, Ihre Krankheit, Ihre körperlichen und seelischen Beschwerden in den Hintergrund treten lassen. Sodass Sie mit Ihrer Erkrankung ein glückliches, zufriedenes Leben führen können. Ich stelle Ihnen eine Übung vor, die Ihnen dabei helfen kann, sich auf eine positive Zukunft einzustimmen.

Übung: Der Blick auf die Krankheit vom Standpunkt eines positiven Lebens aus

Werfen Sie jetzt einen Blick in die Zukunft. Eine Zukunft, ausgestattet mit dem, was Ihnen gefällt, was Ihrem Leben Sinn gibt, und mit den positiven Eigenschaften, die Sie sich selbst zubilligen können. Malen Sie sich diese Zukunft mit möglichst vielen Details aus. Was können Sie tun? Mit Ihrer Arbeit, Ihren Tätigkeiten, Ihrem Privatleben? Wie sehen Sie sich als Person? Mit Eigenschaften ausgestattet, die Sie selbst mögen? Wie geht es Ihnen jetzt, wenn Sie sich ein Leben vorstellen, das Ihnen gefällt? Was empfinden Sie dabei? Was macht das mit Ihnen? Welche Gefühle tauchen auf? Zufriedenheit, Glück, Freude, Optimismus, Sinnhaftigkeit? Vertiefen Sie sich in diese guten Gefühle. Spüren Sie nach, wie sie auf Ihren Körper wirken. Empfinden Sie nun vielleicht mehr Entspannung, Ruhe, Wohlbefinden? Sie können sich auch ein Wort überlegen, mit dem Sie Ihre liebenswerte Vorstellung von der Zukunft zum Ausdruck bringen. Mit diesem Wort können Sie sich dann immer wieder, über den Tag oder die Woche verteilt, daran erinnern, was ein erfülltes Leben für Sie ist.

Und nun betrachten Sie von Ihrer Vorstellung eines Lebens aus, das Ihnen gefällt, Ihre Erkrankung, Ihre körperlichen und seelischen Probleme. Verändert sich durch Ihre Zukunftsvision etwas für Sie? Werden Sie optimistischer, wenn es darum geht, dass Sie sich vorstellen, wieder gesund werden zu können? Fühlen Sie sich insgesamt glücklicher und zufriedener, auch wenn Sie davon ausgehen, dass Sie weiterhin mit Ihrer Krankheit leben müssen? Verändert der Blick von einem Leben aus, das Sie lieben können, die Wahrnehmung Ihrer Schmerzen und Beschwerden?

Wenn Sie sich auf die positiven Seiten Ihres Lebens konzentrieren, auf das, was Ihnen gefällt und was Ihrem Leben Sinn gibt, schaffen Sie die Grundlage für eine Zukunft, in der nicht Krankheiten, sondern Glück und Zufriedenheit vorherrschen. Sie haben es in der Hand, sich ein Leben zu gestalten, das Sie lieben können.

Literatur

Arnim, G. von (2023). Der Trost der Schönheit (E-Book). Hamburg: Rowohlt.

Auster, P. (2013). Winterjournal. Reinbek: Rowohlt.

Bailey, C. (2023). In: Die Kraft der Heilung. Neuer Bericht der WHO zeigt, wie Kunst zur erfolgreichen Bekämpfung nicht übertragbarer Krankheiten beitragen kann. https://www.who.int/europe/de/news/item/15-11-2023-the-power-of-healing—new-who-report-shows-how-arts-can-help-beat-noncommunicable-diseases (15.11.2023)

Bartens, W. (2010). Körperglück. München: Droemer.

Bartz, T. (2024). Wir machen das, weil sich unser Kind das Leben genommen hat. In: Der Spiegel Nr. 23 (2024).

Breines, J. et al. (2014). Self compassion as a predictor of interleukin 6 response to acute psychological stress. Brain, behaviour & immunity. 37, 109—114.

Brody, S. (2006). Blood pressure reactivity to stress is better for people who recently had penile-vaginal intercourse than for people who had other or no sexual activity. Biological Psychology 71(2), 214—222.

Buhl, H. (2025). Orgontherapie. Verfügbar unter: www.wilhelm-reich-gesellschaft.de/Orgontherapie/ (07.01.2026)

Campbell, J. (2023). Susan und Miffy. In: Campbell, I. Kleine Kratzer. Storys (E-Book). München: Kjona.

Camus, A. (1997). Die Pest. Reinbek: Rowohlt.

Carrère, I. (2022). Yoga (E-Book). Berlin: Matthes & Seitz.

Cohen, S. et al. (2003). Emotional style and susceptibility to the common cold. Psychosomatic Medicine 65(4), 652—657.

Croos-Müller, C. (2017). Alles gut. Das kleine Überlebensbuch. München: Kösel.

Danner, D. et al. (2001). Positive emotions in early life and longevity: findings from the nun study. Journal of Personality and Social Psychology 45—48 80(5), 804—813.

Eichenbrenner, I. (2023). Wir kamen mit dem Zug. Ein Bericht zur Fachtagung zum Gedenken an Klaus Dörner. Soziale Psychiatrie 47, 45—48.

Ellermeyer, N. (2018). Lebensnebel. Patmos: Ostfildern.

Eppinger, U. (2020). Licht, Ruhe, Grünanlagen: Ein schönes Klinik-Ambiente fördert die Heilung – Studien dazu werden zunehmend berücksichtigt. Abrufbar unter: https://deutsch.medscape.com/artikelansicht/4908569, 02.01.2026

Eßing, G. (2018a). Wenn das Herz stolpert. In Psychologie Heute. Heft 1, S. 16f.

Eßing, G. (2018b). Praxis der Neuropsychotherapie. (Neuropsychotherapie der chronischen Schmerzerkrankung). Berlin: dpv.

Eßing, G. (2023). Wie Psychotherapie bei körperlichen Erkrankungen wirkt. München: Reinhardt.

Eßing, G. (2025). Literatur in der Psychotherapie. Anstoß zur Reflexion. In: Deutsches Ärzteblatt/PP/, Heft 7. 334–336.

Felitti, V. et al. (1998). Relationship of childhood abuse and household dysfunction to many of the leading causes of death in adults. The adverse childhood experience (ACE) study. American Journal of Preventive Medicine 14(4), 245–258.

Flor, H., Lautenbacher, S., Kunz, M. (2021). Neuropsychologie des chronischen Schmerzes. Göttingen: Hogrefe.

Frankl, V. (2015). Von der Trotzmacht des Geistes. In: Psychotherapie für den Alltag. Rundfunkvorträge über Seelenheilkunde. Freiburg: Kreuz.

Frankl, V. (1977). Und trotzdem Ja zum Leben sagen. München: Penguin. (Erstveröffentlichung 1946).

Frankl, V. (2021). Über den Sinn des Lebens (E-Book). Weinheim: Beltz. (Erstveröffentlichung 1946).

Fredrickson, B. (2011). Die Macht der guten Gefühle. Frankfurt/Main: Campus.

Freeman, L. et al. (2005). Effects of imagery, critical thinking, and asthma education on symptoms and mood state in adult asthma patients. The journal of Alternative and Complementary Medicine, 11(1), 57–68.

Goethe, J. W. In: Echtermeyer. Deutsche Gedichte (2006), S. 173/74. Berlin: Cornelsen.

Gontscharow, I. (1980) Oblomow. München: dtv (Erstveröffentlichung 1859).

Hamilton, D. (2013). Achte auf deine Gefühle. Wie der Geist den Körper heilt. Berlin: Ullstein.

Hambach, A. et al. (2013). The impact of sexual activity on idiopathic headaches: An observational study. Cephalalgia 33(6), 384–389.

Hampe, R. (2013). Die Förderung therapeutischer Prozesse bei Brustkrebspatienten durch Kunsttherapie. In: Nittel, D. & Seltrecht, A. (Hrsg). Krankheit: Lernen im Ausnahmezustand? Berlin: Springer.

Harbach-Dietz, I. (2012). Krebs und die Frage nach der Schuld. In: SIGNAL 4, 28ff.

Hawking, S. (2013). Meine kurze Geschichte. Reinbek: Rowohlt.

Hay, L. (1989). Heile deinen Körper. Bielefeld: Lüchow.

Hustvedt, S. (2010). Die zitternde Frau. Reinbek: Rowohlt.

Hustvedt, S., Bronfen, E. (2019). Wenn Gefühle auf Worte treffen. Ein Gespräch mit Elisabeth Bronfen. Zürich: Kampa.

Jungnitsch, G. (2003). Fortschritte der Psychotherapie. Rheumatische Erkrankungen. Göttingen: Hogrefe.

Kabat-Zinn, J. (2013). Gesund durch Meditation. Das große Buch der Selbstheilung mit MBSR. München: Knaur.

Kästner, E. (2021). Dr. Erich Kästners lyrische Hausapotheke (E-Book). Zürich: Atrium (Erstveröffentlichung 1936).

Kafka, F. (1952). Die Verwandlung. In: Kafka, F. Das Urteil und andere Erzählungen. Frankfurt/Main: Fischer Bücherei (Erstveröffentlichung 1915).

Kandel, E. (2012). Das Zeitalter der Erkenntnis. München: Siedler.

Kant, I. (1797). Von der Macht des Gemüts des Menschen, über seine krankhaften Gefühle durch den blossen Vorsatz Meister zu sein. Verfügbar unter: https://web.seducoahuila.gob.mx/biblioweb/upload/von_der_macht_des_gemUts%20%281%29.pdf.

Lawrence, D. (2009). Lady Chatterly (E-Book). München: Anaconda (Erstveröffentlichung 1928).

Lebert, B. (1999). Crazy. Köln: Kiepenheuer & Witsch.

Leitner, F. (2016). Die Venus streikt. Gesund durch die Kraft der Poesie. Münster: Daedalus.

Levine, J. et al. (1978). The mechanism of placebo analgesia. Lancet 2 (8091), 654–657.

Hui Liu, L. et al (2016). Is sex good for your health? A national study on partnered sexuality and cardiovascular risk among older men and women. Journal of Health and Social Behaviour 57(3), 276–296.

Maio, G. (2014). Medizin ohne Maß? Stuttgart: Trias.

Mann, T. (1991) Der Zauberberg. Frankfurt/Main: Fischer (Erstveröffentlichung 1924).

Melle, T. (2016). Die Welt im Rücken. Rowohlt: Berlin.

Moseley, J. et al. (2002). A Controlled Trial of Arthroscopiv Sugery for Ostheoarthrotis of the Knee. The New England Journal of Medicine, 347(2), 81–88.

Nietzsche, F. (1988). Götzen-Dämmerung oder Wie man mit dem Hammer philosophiert. Abschnitt Sprüche und Pfeile Nr.12. Sämtliche Werke. Kritische Studienausgabe, Bd. 6. Hg: Colli, G., Montinari, M. München/Berlin: dtv. (Erstveröffentlichung 1888).

Ortheil, H. (2022). Ombra. Roman einer Wiedergeburt. München: Penguin.

Plath, S. (2013). Die Glasglocke. Frankfurt/Main: Suhrkamp (Erstveröffentlichung 1963).

Quantius, P. (2023). Bombenkopf (E-Book). Köln: Bastei Lübbe.

Radisch, I. (2013). Camus. Das Ideal der Einfachheit. Eine Biographie. Reinbek: Rowohlt.

Reddemann, L. (2006). Imagination als heilsame Kraft. Stuttgart: Klett-Cotta.

Rediger, J. (2020). Geheilt! München: Arkana.

Reich, W. (1972). Die Funktion des Orgasmus. Frankfurt/Main: Fischer (Erstveröffentlichung 1927).

Reuter, E. et al. (2020). Mehr Jahresringe als erwartet – Überlebensgeschichten nach schwerer Krebserkrankung. Stuttgart: Schattauer.

Rider, J. et al. (2016). Ejaculation frequency and risk of prostate cancer. Updated results with an additional decade of follow-up. European Urology 70(6) 974–982.

Rimpoche, S. (2002) Das tibetische Buch vom Leben und vom Sterben. München: Barth.

Robert Koch Institut (2025). Chronische Erkrankungen. Verfügbar unter: https://www.rki.de/DE/Themen/Nichtuebertragbare-Krankheiten/Nichtuebertragbare-Krankheiten-A-Z/C/Chronische-Erkrankungen/chronische-erkrankungen-node.html (07.01.2026)

Roth, P. (2011). Nemesis. München: Hanser.

Rüegg, J. C. (2017). Mind and body. Wie Gehirn und Psyche die Gesundheit beeinflussen. Stuttgart: Schattauer.

Safranski, R. (2024). Kafka. Um sein Leben schreiben. München: Hanser.

Sartre, J. P. (1965). Saint Genet. Reinbek: Rowohlt.

Schäfer, S. (2024). 25 letzte Sommer (E–Book). Berlin: Ullstein.

Schubert, H. (2023). Der heutige Tag (E-Book). München: dtv.

Schmitt, M. et al. (2007). Sinnlos krank oder sinnerfüllt leben? Göttingen: Hogrefe.

Schlink, B. (2023). Das späte Leben (E-Book). Zürich: Diogenes.

Shalev, Z. (2001). Mann und Frau. Berlin: Berlin Verlag.

Siegel, B. (2018). Prognose Hoffnung. Berlin: Ullstein.

Singer, W. & Ricard, M. (2008). Hirnforschung und Meditation. Ein Dialog. Frankfurt/Main: Suhrkamp.

Tlili, C. (2024). Ein Sommerabend (E-Book). Zürich: Kein & Abel (Erstveröffentlichung 1887).

Tolstoi, L. (2024). Der Tod des Ivan Iljitsch. Köln: Anaconda (Erstveröffentlichung 1887).

Voltaire. Korrespondenz. Brief von Voltaire an den Abbe Trublet, Ferney, 27.4.1761. Hg: Theodore Bestermann, Bd. 85. Oxford: Voltaire Foundation. (1968)

Wagner, D. (2014). Leben. Hamburg: Rowohlt Taschenbuch.

Weeks, D. & James, J. (1998). Secrets of the superyoung. The scientific reasons some people look ten years younger than they really are – and how you can, too. New York: Villard books.

Werfel, F. (2022). Der Tod des Kleinbürgers (E-Book). Berlin: Hofenberg (Erstveröffentlichung 1927).

Wetzel, S. (2013). Hoch wie der Himmel, tief wie die Erde. Meditationen zu Liebe, Beziehungen und Arbeit. Bielefeld: Theseus.

Wewetzer, H. (2023). Überlebt. Berlin: Insel.

Yalom, I. (2004). Liebe, Hoffnung, Psychotherapie. München: btb.

Yalom, I. (2006). Die Schopenhauer-Kur. München: btb.

Yalom, I. (2010a). Existentielle Psychotherapie. Bergisch-Gladbach: EHP.

Yalom, I. (2010b). In die Sonne schauen. Wie man die Angst vor dem Tod überwindet. München: btb.

Zeh, J. (2018). Corpus Delicti (E-Book). München: btb.